U0247874

赵国定简介

赵国定,上海市名中医,享受国务院政府特殊津贴专家。先后担任上海市黄浦区中心医院副院长,上海市黄浦区中医医院院长,黄浦区特色专科——中医心血管专科学科带头人,上海市中医临床重点学科——中医心病学学术带头人等。拜师于全国著名伤寒大家、"贵阳四大名医"之一的袁家玑门下。袁氏一生穷治医经,对伤寒、温病造诣精深,擅长调理脾胃,对化痰活血通络法的运用有独到之处,对赵氏学术思想的影响非常深远。

从医 50 年,尤其在治疗心系病证方面有独特见解。1990 年上海市黄浦区中医医院成立后,赵氏主管医院医、教、研工作,将"心胃同治,痰瘀同调"的学术思想与临床实践相结合,发展中医药专科特色。1991 年他与"怪脉圣手"苏树荣老先生共同研制开发治疗心律失常的新药"结代停"。"结代停"包含急救药和普通药两种,分别是参麦冰宁心片(急救药)和参麦宁心片(普通药)。1993 年赵氏研制了护心口服液(即芪麦口服液)治疗各种心律失常,研发冠心灵系列合剂(一至四号方)用于治疗冠心病心绞痛,取得了较好的疗效,临床沿用至今。这些研究工作先后获得了上海中医药科技奖和黄浦区科技进步奖。

在中医"治疫"方面亦有突出贡献。20 世纪 80 年代后期上海甲肝大流行,赵氏根据患者病情进行辨证施治,自拟"甲肝 1 号""甲肝 2 号"方,为成功击退疫情发挥了重要作用。在 2003 年抗击"非典"的非常时期,他积极发挥中医药优势参与抗击"非典"的战斗,自制"抗非一号""抗非两号"方,在医院与社区共有 1 万余人次服用了该药,取得了较好的疗效。

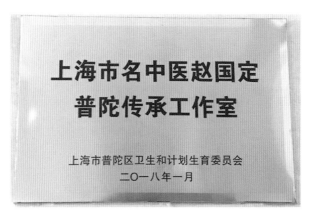

2018 年"上海市名中医赵国定普陀传承工作室"授牌

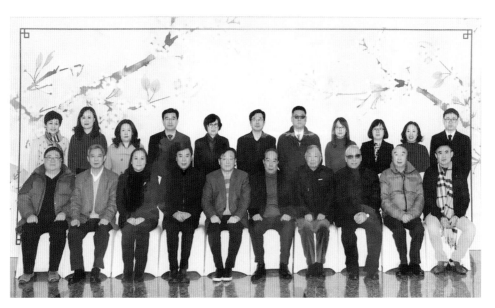

2018 年"上海市名中医赵国定普陀传承工作室"成立留影

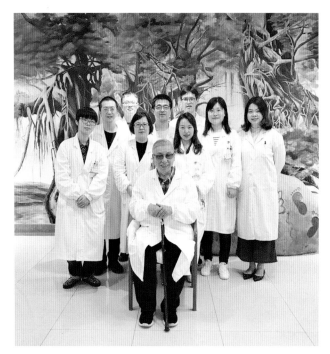

"上海市名中医赵国定普陀传承工作室"成员合影

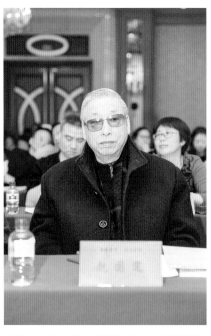

赵国定参加上海市普陀区名中医高峰论坛

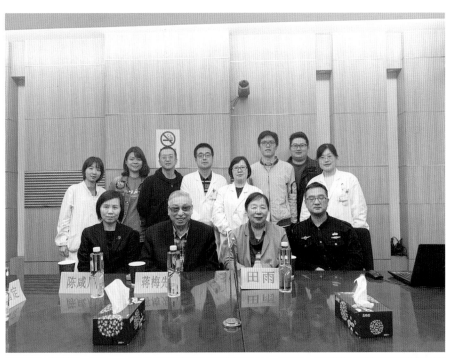

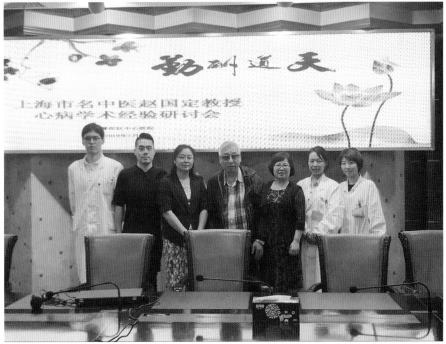

工作室举办学术研讨会留影

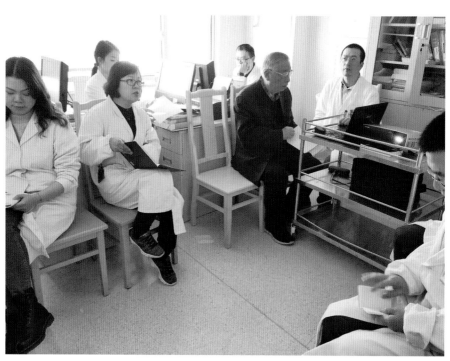

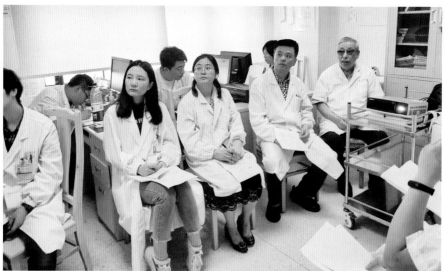

赵国定给年轻医师授课

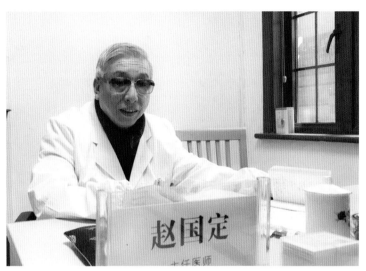

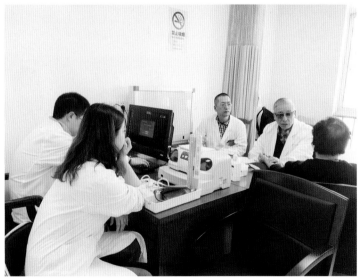

赵国定在门诊

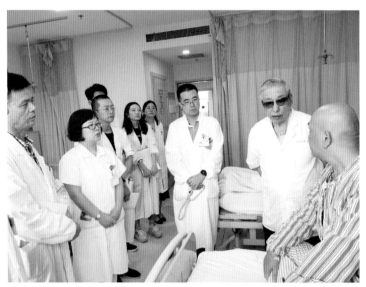

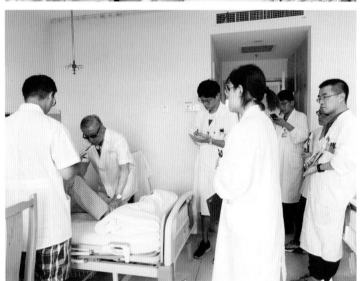

赵国定教学查房

上海市名中医赵国定普陀传承工作室

赵国定心脑病证经验撷英

主审 · 赵国定

主编 · 刘淑清　刘龙民

上海科学技术出版社

内 容 提 要

赵国定悬壶沪上五十载,医道精湛,治学严谨,学识渊博,深谙理法方药之义;善用经方,中西并重,对中医药治疗心脑病证尤有心得,治疗精当,疗效明显,屡起沉疴。本书总结归纳了赵国定心脑病证学术经验、方药运用、临证医案、查房实录等,并收集其部分门人跟师心得,以期继承和发扬名中医的学术思想和经验精华,服务于百姓。赵国定提出"培土之本,以养心颐"的观点以及运用"调理脾胃""三通二补"治疗心系病证,在本书中亦有所体现。

本书可供中医临床医生和中医爱好者阅读参考。

图书在版编目(CIP)数据

赵国定心脑病证经验撷英 / 刘淑清,刘龙民主编
. -- 上海 : 上海科学技术出版社,2021.7
ISBN 978-7-5478-5386-3

Ⅰ. ①赵… Ⅱ. ①刘… ②刘… Ⅲ. ①心脏血管疾病
－中医临床－经验－中国－现代②脑血管疾病－中医临床
－经验－中国－现代 Ⅳ. ①R259.4②R277.73

中国版本图书馆CIP数据核字(2021)第114827号

赵国定心脑病证经验撷英

主编 · 刘淑清   刘龙民

上海世纪出版(集团)有限公司
上海科学技术出版社 出版、发行
(上海钦州南路 71 号 邮政编码 200235 www.sstp.cn)

上海盛通时代印刷有限公司印刷

开本 787×1092   1/16   印张 9.5   插页 4
字数:170 千字
2021 年 7 月第 1 版   2021 年 7 月第 1 次印刷
ISBN 978-7-5478-5386-3/R·2320
定价:68.00 元

中医药是反映中华民族对生命、健康和疾病的认识，具有悠久历史传统和独特理论及技术方法的医药学体系，是中国古代科学的瑰宝，也是打开中华文明宝库的钥匙，是具有中华特色的生命科学。

习近平总书记指出，"中医药学包含着中华民族几千年的健康养生理念及其实践经验，是中华文明的一个瑰宝，凝聚着中国人民和中华民族的博大智慧"，"要遵循中医药发展规律，传承精华，守正创新"，"充分发挥中医药防病治病的独特优势和作用，为建设健康中国、实现中华民族伟大复兴的中国梦贡献力量"。传承创新发展中医药是习近平新时代中国特色社会主义事业的重要内容，是中华民族伟大复兴的大事，国家已经采取各种措施支持对著名中医药专家的学术思想和诊疗经验的整理、研究和利用。今天，中医药的地位提升到前所未有的高度！

"读经典，做临床，跟名师"，可谓中医成才的共性规律。为此，2018年，在上海市普陀区卫生和计划生育委员会的领导组织下，我院中医内科成立了上海市名中医赵国定教授传承工作室。赵老学识渊博，精研经典，撷各家之长，钩沉致远，守常达变，悬壶数十载，扶尪羸，起沉疴，造诣日深。

三年多来，工作室学员在赵老悉心指导下，立足经典，传承精华，成绩斐然。他们通过跟师查房、跟师出诊、病例分析和集中授课等方式，收集整理了赵老的临证医案，总结和继承了赵老的临床经验和学术思想。赵老不吝秘术，倾囊相授，工作室学员跟师读经典、做临床，夯实了中医理论根基，丰富了临证实践经验，提高了医德境界。在此，我谨代表医院，向赵老表示衷心的感谢！

近闻工作室成员经过反复总结，将赵老关于冠心病、心律失常、高血压、脑梗死等心脑血管疾病的宝贵经验整理成《赵国定心脑病证经验撷英》以待出版，从而进一步传承好老专家的临证精华。展卷细读书稿，我欣喜地发现此书不仅凝聚着赵国定教授数十载勤研医典、精思敏悟的宝贵经验，更体现了老一辈中医药工作者对中医药事业拳拳挚爱之心。相信此书定能为中医实践者提供思路，若能有所参悟，应用于临床，则善莫大焉。

书将付梓，谨志数语，作序以贺。

黄沁峰

上海中医药大学附属普陀医院院长

2021 年 4 月

赵国定心脑病证经验撷英

目 录

第四章 查房实录 / 082

第五章 膏方运用 / 100

第六章 论文精选 / 107

赵国定心脑病证经验撷英

第七章　跟师心得

第一章
辨证论治精华

一、整体辨证

心居胸中,心包围护其外,为五脏六腑之大主、人体生命活动的中心。心主血脉,藏神明,其华在面,开窍于舌,与小肠相表里。心的阴阳气血是其进行生理活动的基础。心气心阳主要推动血液运行,心阴心血则可濡养心神。根据心的生理功能和病机变化特点,常将心悸、胸痹、不寐、癫狂、厥证等归为心系病证范畴。传统医学的心系病证与现代医学的心律失常、冠心病、心力衰竭、高血压病、高脂血症等有一定的关联。

1. 辨内因、外因

在多年的临床实践中,赵师结合中医经典与自己的临证经验,认为心系病证的病因可分为内因和外因两大类。内因多为禀赋不足,体质虚弱,或年迈体虚;外因多为寒邪内侵、饮食失调、情志失节、劳倦内伤等引起。故赵师每每对患者叮嘱,勿饱食、受凉、生气、劳累,以免诱发疾病发作,加重病情。

2. 辨虚证、实证

在病机方面,赵师常援引《金匮要略》中原文:"夫脉当取太过不及,阳微阴弦,即胸痹而痛。所以然者,责其极虚也。今阳虚知在上焦,所以胸痹、心痛者,以其阴弦故也。"指出胸痹主要是由于上焦阳虚,下焦阴盛。上焦阳虚,胸阳不振,下焦痰浊水饮阴邪之气乘虚而侵及胸阳之位,以致痰浊壅塞,胸阳不通,气滞血瘀,出现胸痹心痛。因此,"阳微阴弦"是形成胸痹的主要病机。正因为是阴盛之邪乘上焦心胸阳虚而干扰,才形成了痹阻之证,故云"责其极虚也"。若只有虚而没有阴邪上干,也不致成病。

仲景又说"以其阴弦故也",指出此类病证虚中有实。赵师将仲景之理论应用于心系疾病之辨证,认为其病机不外乎虚实两个方面。虚证为气、血、阴、阳的亏损,实证为寒、痰、火、瘀等阻滞,且在临床中常可相兼为病。心脏之阳气不足在病机中尤为重要,可由多种因素引起,如宗气不足,贯心脉而行气血的功能减退;或肾阳虚衰,水气凌心。心阴不足,多由劳心过度,久病失养,耗伤心阴;或情志内伤,心阴暗耗;或心肝火旺,灼伤心阴等所致。心血亏损,多由于失血或血液生化不足,或情志内伤,耗损心血等所致。实证方面,阴寒之邪乘虚侵袭,寒凝气滞,痹阻胸阳;饮食不节,或忧思伤脾,脾胃损伤,运化失健,聚湿生痰,上犯心胸清旷之区,阻遏心阳,胸阳失展;恼怒郁愤不解,或暴怒不止,引动肝火,肝经风火内动,上犯心胸;寒凝、痰浊、气滞等又可导致心血瘀阻,瘀血痹阻于心脉,心脉气血运行不畅,导致心系病证发生。

3. 辨气血阴阳,标本兼顾

气血阴阳虚损及寒、痰、饮、火、瘀、气滞致病之表现亦是辨证的要点,须辨清虚实,标本兼顾。如心气虚则见心悸气短,自汗乏力,舌淡红,苔薄白,脉细弱;心血虚则见心悸怔忡,失眠健忘,头晕目眩,舌淡红,脉细弱或结代;心阴虚则见悸烦不宁,少寐多梦,口干舌燥,舌红少苔,脉来细数;心阳虚则见面浮肢肿,形寒肢冷,脉来迟弱或结代,甚或唇青肢厥,脉微欲厥。寒邪内侵,抑遏阳气,血行瘀滞则胸痛如绞,遇寒则发或得冷加剧,舌淡苔白,脉细。痰浊闭阻则胸中窒闷,咳喘痰多,苔浊腻,脉滑;痰迷心窍则神志呆钝,或神志失常,胡言乱语,舌苔腻,脉弦滑。水饮凌心则心悸眩晕,胸闷肢冷,尿少浮肿,咳喘吐涎,舌苔白滑,脉弦滑。心火炽盛则心烦躁动,寐多噩梦,面赤口干,舌尖红绛,苔黄或起芒刺,脉数有力;热陷心包则高热烦躁,神昏谵语,舌质红绛,苔黄,脉数。心血瘀阻则胸闷刺痛,口唇发绀,舌暗红,或见瘀斑瘀点,脉细涩。气滞心胸,则闷重而胸痛轻,兼见胸胁胀满,善太息,憋气,苔薄白,脉弦。

赵师强调,临证时除了辨清疾病虚实,勿忽略其他脏腑的病变情况。概因心为十二官之主,心系病证常累及其他脏腑,如临床常见的心胃同病、心肾同病。

(曹阳)

二、扶正治本

"扶正治本,防病于未然"是赵师所推崇的防治理念,"扶正治本"中,又首推气血、脏腑、阴阳的调养,这一理念与中医学认为的"扶正固本"的养生思想不谋而合。赵师认为,扶正即是指扶助机体的正气,治本则更侧重于调和脏腑的功能,平调阴阳。总而言之,能够使机体气、血、精、津充沛,脏腑功能协调,阴阳平衡,从而达到增强体质、强壮脏腑的目的,提高机体的抗病能力,在未病之时,防患于未然。这其实就是《黄帝内经》中所提出的"圣人不治已病治未病,不治已乱治未乱"思想,其本意就在于强调未病之时,要"扶正固本",增强体质,抗御病邪以治未病。

1. 扶助正气

扶助正气,其所针对的就是机体正气的不足、亏虚。机体正气之虚,有气虚、血虚、阴虚、阳虚的不同,这就要求"扶正治本"立足于中医学理论体系,突出辨证中"扶"的侧重点与关键之处。即气虚者要益气扶正,血弱者宜养血补虚,阴亏者要滋养阴津,阳衰者须温阳益火,根据患者所虚而扶,这就是"扶正"的要点。人体有9种类型体质(平和体质、气虚体质、阳虚体质、阴虚体质、血瘀体质、痰湿体质、湿热体质、气郁体质、特禀体质),赵师认为气虚体质、阳虚体质以及阴虚体质的人,平时尤其要注意"扶正治本"的调理。体质不同,药效也各异,这些无不体现了中医学"辨证论治"及"扶正固本"的精神与特色,通过固护正气,从而达到"正气存内,邪不可干"的目的。

2. 调和脏腑

中医学认为五脏的主要功能是化生和贮藏精气,精气是指人体气、血、精、津液等一切精微物质。另外,五脏也藏神,如《灵枢》载"五脏者,所以藏精神,血气魂魄者也"。中医学认为气、血、阴、阳是构成五脏和维持五脏功能活动的基本物质,只有脏腑气血阴阳旺盛,功能协调,才能保持机体的正常生理功能。一旦气、血、阴、阳不足,则可能导致五脏虚损,其功能活动也会随之减弱、衰退。因此,"扶正治本"的另一方面是要调和脏腑的功能,尤其是针对五脏之虚,应当补五脏。赵师认为,"心主血""肝主藏血",补血则应补心、补肝,用于调治心肝血虚证;"脾为生气之源""肺为主气之枢",补气则可补脾、补肺,用于治脾肺气虚证;肾主水藏精,且涵元阴,又有"元阳""命门之火"之称,是"水火同居一室"之脏,为脏腑阴阳之根、"先天之本",因此补肾又有滋肾阴、温肾阳等,用以治疗肾虚偏于阴虚或阳虚之证。只有气血阴阳旺盛,五脏功能协调,机体生命活动才能得以维持。

3. 平调阴阳

阴阳学说是中医学理论的核心,中医学以阴阳的变化来说明人体的生理活动和病理变化。中医学认为,阴阳平衡失调是导致疾病产生的重要因素之一,通过平调阴阳,使之保持相对平衡,从而达到"阴平阳秘,精神乃治"。针对阴阳的偏衰,赵师认为"扶正治本"尤为重要。

阳偏衰者,"阳虚则寒",临床表现为畏寒肢冷、面色苍白、小便清长、大便稀薄、舌淡苔白、脉沉迟等虚寒证候;阴偏衰者,"阴虚则热",临床表现为五心烦热、盗汗、咽干、舌红少苔、脉细数等虚热证候。阳偏衰或阴偏衰者,总的来说都适宜"虚则补之"治疗原则,但具体而言又有所不同。阳虚者,应当补阳而"扶正";阴虚者,则宜滋阴而"固本"。总之,使机体的阴阳恢复平衡,则"精神乃治",人体的生命活动也就正常,所以说平调阴阳也是"扶正治本"的一个重要方面。

"扶正治本"的思想为中医学的治疗特色,是防病治病的内涵与核心。"辨体"补虚、协调脏腑、平衡阴阳均为其中心内容。"因人而异",适时调养,自然就能达到"扶正治本",防病于未然。赵师宗"治病必求于本"之理,根据患者气、血、阴、阳亏虚的不同,合理辨证使用补气、补血、补阴、补阳药物,强调调和脏腑的功能,平调阴阳。在具体药物的选择上,补气药主用黄芪、党参、白术、甘草、山药等;养血药喜用白芍、当归、地黄、阿胶等;补阴药擅用麦冬、石斛、沙参、玉竹、枸杞子、玄参、黄精等;补阳药选用补骨脂、肉苁蓉、淫羊藿、菟丝子、桑寄生等。临证时赵师常根据患者气血阴阳亏虚的程度和兼症情况,予扶正与补益药物配伍使用,以提高治疗效果。

(孙川)

三、 重视脾胃,心脾同治

赵师熟读经典,特别推崇《脾胃论》,并提倡心胃同治,所谓"培土之本,以养心颐"。

1. 健脾方可养心

赵师临证经常强调:健脾方可养心。《黄帝内经》载"脾胃为后天之本,居中土,并治内脏",赵师认为,心与脾胃生理上密切相关,病理上亦相互影响。心火胜,则母乘子病,而使脾胃大伤。而脾胃受损,反过来也可令子病及母。正如《脾胃论》所说:"故夫饮食失节,寒温不适,脾胃乃伤,此因喜怒忧恐,损耗元气,资助心火。既脾胃气衰,元气不足,而心火独盛。"饮食、寒温失调,可伤及脾胃,而七情可损耗元气,助长心火。由此,赵师临证时特别强调,心与脾胃之间病理上存在密切关系,可以互为因果,医者不可不查。

2. 善用甘温及甘寒之剂

治疗上,赵师非常推崇《脾胃论》的主张"善治斯疾者,唯在调和脾胃",遵循"以甘温及甘寒之剂,于脾胃中泄心火亢盛,是治其本也"之意,"甘温之药为之主,以苦寒之药为之使"。李东垣强调,"虚则补其母,当于心与小肠中以补脾胃之根蒂者"。赵师结合数十年行医经验,发现心系病证患者十之六七可兼夹脾胃的症状。他遵从东垣学说,每治疗心病常以党参、人参、白术、茯苓、黄芪、甘草等健脾益气,再兼以苦参、毛冬青、地锦草、茶树根、黄连等寒凉之品以泻其心火。赵师认为,心系病证患者之所以多兼脾胃不适,究其原因,多为脾胃失司在先,化生痰浊,痰湿或夹杂瘀血阻滞气机,瘀阻血脉,则气行不畅,血行阻滞,心脉不通而发病。

临床上若症见心悸、怔忡、不寐、多梦、健忘等,兼有眩晕、神疲乏力、胃纳不佳,舌质淡,脉细弱或者结代,此为脾气亏虚,心血不足。应着重健脾益气,补血安神。可以归脾汤为主,重用人参、黄芪、红景天、当归等,并以远志、酸枣仁、夜交藤、合欢花等安神,再以川芎、桃仁、红花、川楝子、柴胡、八月札等活血行气。

若症见心悸、怔忡,动则加剧,胸部隐痛,时发时止,兼有神疲乏力,自汗气短等。此时患者虽然有胸闷、胸痛等症状,但多为气虚无力运血而致,应以益气活血为主。赵师常拟补阳还五汤加减治疗,以益气健脾为先,活血行气为辅。方中重用黄芪30～60 g,常常再加用人参、党参、太子参或者红景天,三味补气药同时使用以加强补气疗效。

若因脾阳不足,脾不健运,痰湿内蕴,痹阻心脉,而导致心气不畅,心脉瘀阻,造成胸痹者,临床上可见胸闷、胸痛、咳吐痰涎,舌苔厚腻,脉弦滑或结代。当以苓桂术甘汤合二陈平胃汤加减,佐以益气健脾之药如《金匮要略》的人参汤配合,以求健脾化湿。若患者症见心胸刺痛,心悸怔忡,神疲乏力,气短懒言,舌质紫暗或有瘀斑,脉象细涩,此为心脉瘀阻,多因营血亏虚,脉道阻滞所致。治疗宜活血通络,健脾养血。赵师常用桃红四物汤、血府逐瘀汤、补阳还五汤等,强调活血与健脾并举,标本兼治。

脾胃为"气机升降之枢",且肝木可以生心火。《脾胃论》说:"心火旺能令母实,母者,肝木也,肝木旺则挟火热,无所畏惧而妄行也,故脾胃先受之。"所以赵师常在心病治疗中,用柴胡、八月札、天麻、钩藤、莪术等以平肝风,畅气机。

(罗家祺)

四、痰瘀同治

胸痹是最常见的心系病证之一。赵师在总结前人经验的基础上,结合自己多年的临床实践,认为瘀血痰浊是胸痹的主要病理因素,痰浊与瘀血互结,相互影响,阻滞经脉。因此要重视痰瘀交阻这一病机,痰瘀不可偏废。

1. 虚实互为因果,痰瘀阻滞经脉

胸痹致病的核心病机在于"阳微阴弦",阳微即寸脉沉而细,指上焦阳气不足,胸阳不振;阴弦即尺脉弦紧,指阴邪内盛,水饮内停。赵师概括为"胸阳不振,阴寒凝滞,阴乘阳位,气机阻滞",明确了正虚和邪实互为因果的关系。其中,痰瘀互结、阻滞经脉,是引发心系病证的重要因素,"痰"当从广义理解。此类病证多存在久病多虚、久病在血、久病入络的问题。古人云,"此病久痛如络,发则或闷或痛,闷多为

痰,痛多为瘀"。脾胃为后天之本,主运化,为胃行其津液,乃气血生化之源,阴阳升降之枢纽,故脾胃功能的失调,必然导致气血津液运行失常,是痰瘀生成的关键一环。

2. 调气为先,执中州以御四旁

赵师认为,瘀血学说源于两千多年前的春秋战国时代,经过历代医家的发展,对瘀血的认识也不断深化。其中气与血的关系和由气及血的病变,尤其值得重视。清代医家陈修园《医学三字经》载"痛不通,气血壅,通不痛,调和奉。通则不痛,气血调和也",认为气血失和,是多种心系病证发病的重要病机。《素问·调经论》曰"人之所有者,血与气耳",《儒门事亲·凡在下者皆可下式》云《内经》一书,唯以血气流通为贵"。对于气血失调的治疗,赵师主张气血并调,如《素问·至真要大论》所指出的,"谨守病机,各司其属,有者求之,无者求之,盛者责之,虚者责之,必先五胜,疏其血气,令其调达,而致和平,此之谓也"。对于老年患者,因虚致病,因气致瘀的情况尤为值得重视。《诸病源候论》云:"胸痹之证,因虚而发。"心主血脉,全身血液的运行有赖于心气的推动以及脉道的通利。气虚无力推动血液运行,导致血脉瘀滞,不通则痛;气虚无力温煦,阳气不足,心脉不得气血濡养,则不荣则痛。此时治疗,若仅仅益气,恐瘀血难以顿挫,仅用活血,则不免气更虚、瘀更滞,应抓住益气、活血两个环节。赵师指出,痰瘀的形成均与气滞、气虚有关,较之于单纯痰证或瘀证,痰瘀互结者在治疗上更为复杂。《灵枢·百病始生》载"卒然外中于寒,若内伤于忧怒,则气上逆,气上逆则六输不通,湿气不行,凝血蕴里而不散,津液涩渗,着而不去,而积皆成矣",即是以痰瘀互结成积为例,论述了该证形成的过程。张仲景用"阳微阴弦"之脉象论述胸痹病机,赵师对此极为推崇,认为《金匮要略》中创瓜蒌剂治胸痹证(方中用瓜蒌、薤白、半夏等豁痰,白酒、桂枝等温通血脉)即是张仲景运用痰瘀同治法治疗心系病证的具体体现。《丹溪治法心要》云"痰挟瘀血,遂成窠囊",赵师认为,痰浊瘀血互结,津液不布,湿痰浊脂,瘀血内滞,壅塞脉络,阻滞气机,诸病丛生。心脑血管疾病等多种慢性病,均与痰瘀有关。脾运化传送失司,不能散精,则精化为浊。如《医宗必读》云"水精四布,五经并行,何痰之有","脾土虚弱,清者难升,浊者难降,留中滞膈,瘀而成痰";《医碥》云"气本清,滞而痰凝血瘀,则浊矣。不治其痰血,则气不行";《血证论》云"内有瘀血,则阻碍气道,不得升降,气壅即水壅,水壅即痰饮"。赵师常谆谆教诲,脾胃功能失调,气血亏虚,会引起血瘀痰浊等病理产物产生,均可导致心脏受病。赵师常言:"脾胃一调,则周身气机皆调;脾胃一健,则五脏六腑俱健。这叫作执中州以御四旁。"

3. 圆机活法,以通为期

赵师在治疗上多采取活血化瘀、芳香温通、宣痹通阳等方法,形成了一套较为完整的胸痹防治理论。注重"以通为补、以通为主",推崇清代王清任"气血为先""气有虚实,血有亏瘀;标而本之,本而标之"的观点。根据心系病证"本虚标实,虚实夹杂,正气亏虚为本,痰浊、瘀血、气滞、寒凝而致心脉瘀阻不畅为标"的病机特点,当患者出现阵发性胸前区疼痛,痛引肩背,或胸闷气短、心悸、舌质紫暗时,此为心血瘀阻的突出表现,赵师常用"心病三剑客"川芎、红花、桃仁以行气活血、祛瘀通络;对于证见痰瘀阻络明显者,常配合化痰降浊之品如胆南星、天竺黄、石菖蒲、竹茹加减用之,效果颇彰。另外,赵师根据叶天士"久病入络,气血皆瘀,则流行失司""痰凝血瘀"之说,在处方中加投水蛭、地龙等虫类药物通经活络,使络道通而气血运行通畅,提高治疗效果。

(刘淑清,葛华迅)

五、 辨证与辨病相结合

中医对疾病的论治方法在《黄帝内经》一书中已有阐述,随后历代医家不断加以补充和发展,逐步形成了内容丰富的治疗学。从远古时期至今,历经三种治疗模式:辨病论治、辨证论治、病证相结合,在很长时期内存在辨病论治与辨证论治并存的情况。明末清初,随着西方医学传入中国,中西两种不同的医学模式互相碰撞、交融,诞生了"中西医汇通"和"衷中参西",赋予辨证辨病论治新的意义,即中医病证结合模式、西医诊断疾病与中医辨证论治结合模式,前者基于中医诊断疾病而进行辨证论治,后者是基于西医诊断疾病而进行。目前这种方法逐渐被广大医家所重视和应用。

赵师在继承传统医学诊疗思路上,对心系病证的诊疗主张病证结合,衷中参西,即中医辨证辨病相结合,中医辨证与西医辨病相结合。

1. 中医病证相结合

即中医辨证与辨病相结合。证,即证候,是指机体在疾病发生、发展过程中某一阶段基本病理特性的概括,是为疾病的某一阶段的各种临床表现症候群;病,即疾病,具体表现为各个阶段的证候及若干特定的症状。对待不同疾病的同一证型,其治疗原则是相一致的,即所谓"异病同治",但因为不同疾病的基本矛盾不同,治法上又有细微差异。

案 1 陈某,女,56 岁。

[2018 年 7 月 13 日初诊] 患者 2 年前发生脑梗死 1 次,遗留左侧肢体乏力、麻木。目前伴有头昏、头胀,右侧肩背部僵痛,喉中有痰,胃纳可,时有嗳气,大便困

难,睡眠欠佳。舌淡红,苔薄白腻,边有齿痕,脉弦细。

赵师认为,该患者为中风后遗症之气虚血瘀证。中风后遗症的根本病理基础是正气虚衰,以致风、痰、瘀内生,或扰心神或阻滞肢节而发病。当治以益气活血化瘀,祛风通络。常用补阳还五汤加减,方药:党参15g,丹参15g,赤芍12g,黄芪30g,葛根15g,川芎9g,红花6g,桃仁9g,杏仁9g,莪术15g,天麻12g,青葙子12g,金荞麦12g,地龙12g,水蛭6g,当归12g,合欢皮30g,远志12g,炙甘草15g。

案2
丁某,女,74岁。

[2018年7月27日初诊] 患者反复胸闷、心慌,气短、乏力,双下肢浮肿,时有心前区刺痛,休息后可缓解,劳累后加重,无咳嗽、咳痰,胃纳不佳,大便通畅,夜寐尚可。舌淡胖,苔薄白,脉细。

赵师认为,该患者为胸痹之气虚血瘀证。胸痹的病因病机为胸阳不振,阴邪凝滞,阴乘阳位,治疗上当以"益气温阳"为治疗大法。治疗胸痹,赵师擅长在益气活血基础上,加用桂枝、瓜蒌皮宽胸理气、温阳散结;气行则血行,气滞则血瘀,故常加用柴胡、郁金、八月札疏肝理气。方药:党参15g,丹参15g,赤芍12g,黄芪30g,川芎9g,红花6g,桃仁9g,桂枝12g,瓜蒌皮15g,泽兰15g,茯苓皮15g,葶苈子15g(包煎),八月札12g,柴胡9g,炙甘草15g,细辛6g,淫羊藿15g。

2. 中医辨证与西医辨病相结合

赵师认为,在传统的中医诊治方法的基础上,借助现代科学技术,可以明确疾病诊断,防止误诊、误治。在治疗中风偏瘫患者时,可先通过脑CT检查辨别脑出血与脑梗死。若脑出血急性期,加用三七、花蕊石、蒲黄、大叶紫珠化瘀止血;脑梗死急性期,加用全蝎、水蛭、蜈蚣、鸡血藤、桃仁、红花等破血逐瘀。

赵师在中医内科病房查房时曾遇到一例中风偏瘫患者,既往有高血压病史,血压控制不佳,当时左侧肢体乏力、言语不利1周,伴有头胀、头晕,面部潮红,急躁易怒,舌红,苔薄黄,脉弦。头颅CT提示"右侧基底节区出血灶",赵师诊断为"中风(中经络),肝阳上亢证",在天麻钩藤饮原方基础上加用三七粉2g,羚羊角粉0.6g冲服,服用7剂。赵师叮嘱我们,三七粉擅化瘀止血,止血不留瘀,活血不出血,常常用于外伤出血、跌打损伤,脑出血急性期可用,但慎用活血化瘀药物,以防脑出血病灶扩大。待患者病情稳定,1周后可加用鸡血藤、桃仁、红花、赤芍、川芎、地龙等活血通络。

另外,赵师也重视中药药理的研究。在辨证论治的基础上,结合现代疾病病理,参考中药药理机制,辨清发病机制,对症施治,常常收获良效。如现代医学诊断为"冠心病,房颤伴快心室率",患者表现为胸闷、心慌,在病理表现上有冠状动脉弥漫性内膜炎性病变,赵师认为符合中医理论中的"痰瘀互结"致"热毒阻脉"证候,内皮细胞功能障碍是其发病的一个早期特征,血栓因子和炎性细胞分子的强表达都是促进斑块、血栓形成的重要因素。赵师治疗此类疾病时,常加用茶树根、毛冬青、地锦草以清热解毒,加桃仁、红花、川芎以活血化瘀,加制半夏、陈皮、牛蒡子以健脾化痰。现代药理研究认为,毛冬青、茶树根均有抗动脉血栓及抗内皮炎,对心率有双向调节作用,治疗快速型心律失常效果最佳。

(纪翠霞)

第二章
临证经验

冠心病：心脾同病

冠状动脉粥样硬化性心脏病指冠状动脉粥样硬化使管腔狭窄或阻塞,导致心肌缺血、缺氧而引起心脏病。它与冠状动脉功能性改变即冠状动脉痉挛一起,统称冠状动脉性心脏病,简称冠心病,亦称缺血性心脏病。本病可参考中医"胸痹""心悸"等病证论治。

【辨治经验】

(一)病因病机

冠心病是本虚标实、虚实夹杂之证,是由正气亏虚,寒凝、气滞、痰阻、血瘀引起心脉痹阻不通所致。其病位在心,但并不止于心。脾胃为后天之本,百病皆由脾胃衰而生也,其与冠心病发病密切相关。赵师结合现代饮食及生活方式特点,总结冠心病心脾同病的病机如下。

1. 气血亏虚,血运不畅

脾胃为气血生化之源,若脾胃失职,运化无权,则气血化生乏源,血不荣心,心失濡养,导致心脉不利,而生胸痹心痛诸证,为不荣则痛;宗气不足,则心气心血不足,推动无力,使血运不畅,心脉滞涩不通,胸痛、胸闷、气短等证随之而起。赵师认为,正气虚是疾病形成的内在因素,所谓"正气存内,邪不可干"。冠心病心绞痛多冬季发病或加重,由此可见一斑。北方冬季气候寒冷,气温骤降之时,阴寒之邪长驱直入,寒主收引,凝滞血脉,胸阳不振,血行不畅,心脉痹阻,猝然发生心痛主症。寒邪易伤阳气,脾阳一伤,则百病由生。气候变迁对机体的影响,主要取决于机体正气的盛衰。然机体的正气主要源于脾胃这一"后天之本"。《脾胃论·脾胃虚实传变论》有言:"脾胃之气既伤,而元气亦不能充,而诸病之所由生也。"气源于脾,若后天不足,脾脏虚弱则气血生化乏源,无以养脏,无以荣脉,心失所养,心气不振则拘急而痛。心痛胸痹的发生,正虚是内因,此为本。冠心病心绞痛,临证时应审其病之根本,健脾益心,以求提高远期预后。

2. 饮食失节,痰瘀阻滞

脾喜燥而恶湿,脾主运化水谷和水液。如果脾的运化功能失调,水聚成痰,阻滞血脉,痰浊上逆,胸阳不展,阻碍气机,以致气滞血瘀,痰瘀互结,脉络不通,则发为胸痹。赵师认为,饮食失调导致脾胃损伤是冠心病发生的重要因素。当今人们的膳食结构发生了很大变化,肥甘厚味在食品中的比重不断增加,膏粱之品,运化不易;肥甘之物,助湿生痰,痰浊积滞,阻塞脉道,不通则心胸疼痛;或饮食壅滞,脾失健运,胃失和降,积气上逆,运化失司,上犯心胸,阳气不布,血脉痹阻,遂成本病;或痰郁化火,火热又可炼液为痰,灼血为瘀,痰瘀交阻,痹阻心脉而成胸痹。赵师在临床中发现,冠心病患者常有餐后心痛加剧及胸痞脘胀、恶心、嗳气、食欲减退、纳呆、便溏、舌质白、边有齿痕、苔腻;或口干唇燥、大便燥结、舌干少津、舌质红、脉细数等表现。

3. 情志失调,气机不畅

脾运中州,为土,主思。脾胃为气机升降的枢纽,脾宜升则健,胃宜降则和,脾升清于上及胃降浊于下的功能正常与否是气机条达、阴阳平衡的关键。忧思伤脾,若脾胃升降失常,可致气机郁滞,痹阻心脉而发为本病。赵师认为,情志之伤无不从心而发。情志因素是冠心病的发病诱因之一,如费伯雄所言"七情之伤,虽为五脏,而必本于心"。现代社会竞争激烈,中年人生活压力普遍较大,劳心竭虑;老年人生活孤单,空虚抑郁;还有的人因病情反复,忧心忡忡。忧思太过则气郁,气机不畅,首伤心神,再伤脾气,气为血帅,气郁血亦滞,瘀血内停,心血瘀滞或郁久化热,阴虚津伤,使血行不畅而脉络瘀阻。结合现代研究观点,赵师认为,情志失调所致心理疾病与冠心病之病理改变亦息息相关。

(二) 治法

1. 扶正与祛邪并用

冠心病的治疗原则首要注重扶正祛邪。针对冠心病以胸阳不振为本,寒凝、气滞、血瘀、痰浊为标的基本病机,治疗上应扶正与祛邪并用。

在扶正方面,赵师注重补益心气、温通胸阳。临证之时,常予黄芪、人参、党参、太子参、炙甘草等补气药相须为用,其中黄芪剂量较大,常用量 30 g;又喜用瓜蒌、薤白、桂枝等温通胸阳。

在祛邪方面,多采取调畅气机、活血化瘀、化痰通络之法。瘀血、痰饮是胸痹心痛形成的重要原因。冠心病以胸阳不振为本,阳气亏虚,则无力推动血行,产生瘀血;津液的输布、运行、排泄等亦离不开气的推动,气虚推动作用减弱,气化不利,使津液的输布、运行、排泄障碍,形成痰饮、水湿等。痰瘀交阻,痹阻脉道,心脉阻滞,发生胸痹。赵师注重痰瘀同治,将活血药与化痰除湿药同用,守"痰瘀渐消,气血通畅"之理。常用丹参、赤芍、川芎、红花、桃仁、当归等活血化瘀;半夏、苍术、白术、石菖蒲、金荞麦以蠲除痰浊;对于痰瘀互结,瘀血化热者,赵师常用毛冬青、茶树根这两味清热解毒药,配合活血通络药物能彰显奇效。现代药理学研究认为,毛冬青、茶树根均有抗动脉血栓及抗内皮"炎性"的作用。

2. 从脾胃论治冠心病

冠心病患者临床多见胸痛合并脘腹满闷,食少腹胀,恶心嗳气等症,赵师认为此乃"心胃同病"。心胃在经络上相通,在生理上相关,故病理上也相互影响。心痛常可伴见脾胃症状,故在治法上当心胃同治,培土之本。以脾胃为切入点治疗胸痹,每有疗效。

赵师将临床上常见的冠心病心脾同病者按体质类型、临床兼症、病因病机及舌象、脉象等,分为以下几型。

(1) 气滞痞满,脾胃失和,心阳不展:此类患者多为中年人,腹型肥胖,平素恣食醇酒,或饥饱无常,少劳多逸,少行多坐,熬夜无度,以致胃弱不化,脾虚失健,痰湿内生,气机不畅,痰瘀互结于中焦,进而阻塞心脉,不通则痛,而发胸痹。饮食自倍,肠胃乃伤,以致食滞中焦,不能化生营血,充养心脉,而发为心痛之证。正如《症因脉治·胸痹》所言:"胸痹之因,饮食不节,饥饱损伤。"赵师在临床中发现,此型多发病于连续饮酒、饱餐之后,或入夜少寐,工作压力大之时,主症见胸闷气短,心悸怔忡,胃胀不舒,食后尤甚,失眠,夜间时有憋闷、刺痛,舌淡苔薄,脉细弱。此型患者虽病史不长,然湿痰食滞实邪已成,固用祛瘀化痰之法未有良效,须理气健脾兼温阳通络。赵师多选用枳术丸合旋覆代赭汤为主方;若气滞日久入络,用越鞠丸与丹参饮加减,同时佐以桂枝、淡附子等温通心阳。

(2) 脾胃虚弱,脾失健运,心脾两虚:赵师认为脾虚之人患胸痹,首先应责之正气虚损,即使兼有标实,亦属本虚所致。气源于脾,若后天不足,胸中宗气运转无力,气机不畅,症见胸闷气短;脾气无以充心气,心气不振,血行缓弱,血不养心,不荣则痛,故见胸痛隐隐,时时发作;脾脏虚弱气血生化乏源,脾虚不足以充实心气,荣养肢体，则自汗频发，动则加剧，倦怠乏力。脾气与心血互根互化，气虚不能生血终至气血两虚，血虚则面色萎黄，心神失养则失眠健忘、多梦易醒，舌淡苔薄，脉弱。若是中气不足者，抑或气虚兼有血少者，以胸部隐痛为主，时作时止，动则尤甚；兼症可见心悸气短，倦怠乏力，纳呆食少，腹胀便溏，或有失眠健忘，多梦易醒，面色无华，唇甲色淡，舌淡胖或有齿痕，苔薄白，脉沉细无力或结代。治法：健脾益气，化痰养血，活血通络。当用补中益气汤合归脾汤加减，并佐以丹参、鸡血藤、大枣、莪术、桃仁、红花等养血活血药味。

（3）脾阳虚弱，心阳不足，水饮凌心：赵师认为，心脾同病者其病机为脾阳素虚，复感外寒或过用寒凉攻伐，中气受戕，致脾失健运，寒留于中者。寒气上逆心胸，则胸阳不宣，经脉气血不通，血行不畅，轻则胸闷气短，重则血脉瘀阻，心痛如绞。如《类证治裁》言："胸中阳微不运，久则阴乘阳位，而为痹结也。"此型主症见胸闷心痛，绞痛为主，每因气温突降或过食冷物后诱发，平素可有胃脘冷痛，喜温喜按，便溏；兼症见面色㿠白，形寒肢冷，神疲，小便清长，舌质淡胖，苔白腻，脉弱濡。临诊常见老年患者冠心病多年，逐步发展成慢性心力衰竭，赵师喜用桂枝人参汤合二陈汤。对于心阳虚，心阳不振，水饮凌心，不能平卧，面浮肢肿者，常予苓桂术甘汤合《金匮》肾气丸化裁，配以少量陈皮、木香、枳壳、柴胡等药物为使药助利水，行推动之功。

（4）脾虚失运，湿盛痰凝，血瘀阻络：赵师认为冠心病以中老年人多见，其病变常迁延日久。久病脾胃受损，运化失司，饮食不能生化气血，聚湿成痰，久病成瘀，痰浊内阻，成痰瘀交阻之证，正虚为本，痰瘀互结为标。痰浊阻于血脉，则血行不利，胸痛彻背；痰浊阻于气道则呼吸不利，气息短促，胸闷不舒；痰为阴邪，上犯清阳，蒙蔽心神，则眩晕头重，失眠心悸。痰瘀交阻之胸痹以胸闷、胸痛、痛有定处为特点，时有心悸，伴咯吐痰涎，失眠心悸，大便不爽等。患者多形体肥胖，平素过食肥甘，或久嗜烟酒，舌质或紫黯，或色淡边有齿痕，苔白腻，脉缓滑。赵师认为，本病日久即为脾胃受损、痰瘀互结之病理状态。年老体虚、饮食不当、情志失调等因素致脾气虚损，运化失职，水液潴留成痰浊，气虚血运无力，致瘀血阻络，痰瘀互结。痰瘀交阻之早期以痰为主，应重视健脾之法，不可一味攻邪，以免虚者更虚，治以健脾祛痰，宣痹活血，予二陈汤、瓜蒌半夏薤白汤合平胃散化裁。到疾病中后期，则以痰瘀互结甚至瘀血征象更为突出，此时应加强活血化瘀之力，舌质紫黯，瘀斑者，可合桃仁四物汤。

赵师认为，频繁心绞痛发作者常表现为"胸痛彻背、背痛彻心"，往往是由于标实中"痰""瘀"互结形成"热毒"所致。因此，他强调此证型应加重药力，以豁痰、祛瘀通络为主药，但避虎狼之药伤脾胃。组方以温胆汤合血府逐瘀汤化裁，同时固护脾胃之气,首选四君子汤。

3. 注重整体,兼症并治

胸痹日久,病机复杂,患者除前胸阵发性、压榨性疼痛等基础症状外,常合并多种兼症。冠心病患者不能单纯缓解心区疼痛,也需兼顾整体,解决其他兼症。临证时,赵师常根据症状加减用药。如伴有失眠者,加远志、柏子仁、酸枣仁、夜交藤、合欢皮养心安神;合并高血脂者,加葛根、山楂、决明子、绞股蓝降脂抗凝;伴水肿者,加茯苓皮、玉米须利尿消肿;合并头晕者,加天麻、钩藤、羚羊角粉、青葙子等平肝息风;伴有便秘者,加杏仁、火麻仁、大黄等润肠通便。

临床许多冠心病老年患者常见气阴两虚之证,此乃气血不足,脏躁阴亏。因治疗过程中多服用益气活血之品,易耗伤津液,赵师常在方中酌加滋养心阴之品,如麦冬、沙参、天花粉、五味子、黄精等,以培阴精之本。

赵师强调,临证之时当将"治未病"之思想贯穿始终,防病于未然。冠心病患者易受寒冷、饱食、情绪激动、劳累等因素诱发,故更要注重未病先防、既病防变。赵师总会对患者进行疾病宣教,强调"进食七分饱,情绪要豁达,寒则添衣,避免劳累,勿便秘努责"。

【常用方药】

1. 丹参饮(《时方歌括》)

《时方歌括》载:"丹参饮。治心痛、胃脘诸痛多效,妇人更效。心腹诸痛有妙方,丹参为主义当详。檀砂佐使皆遵法,入咽咸知效验彰。丹参一两,檀香、砂仁各一钱,水一杯半,煎七分服。陈修园曰:稳。"此方主治气滞血瘀所致心胃气痛。此病初则气结在经,久则血滞于络。此方重用丹参以活血通络,再以檀香、砂仁温中行气,全方气血并治,刚柔调和,所以陈修园称赞其"稳"。赵师临床上主张心胃同治,丹参饮正和其意,对于临床症见胸胃闷胀、走窜疼痛、胁下胀满刺痛等,常以丹参饮配合治疗。

2. 补阳还五汤(《医林改错》)

补阳还五汤是临床上作为益气活血的代表方,赵师在心系病证的证治中对此方非常推崇,心得良多。《医林改错》载:"此方治半身不遂,口眼㖞斜,语言謇涩,口角流涎,下肢痿废,小便频数,遗尿不禁。"方中重用黄芪,以补益中气,再配伍桃仁、红花、川芎、地龙等活血药物,意图以气旺而行血,则益气而不滞血,活血而不伤气,标本兼治,切合临床上中风患者气虚血瘀的病机。张锡纯在《医学衷中参西录》中分析:"对于此证,专以气虚立论,谓人之元气,全体原十分,有时损去五分,所余五分,虽不能充体,犹可支持全身。而气虚者,经络必虚,有时气从经络处透过,并于一边,彼无气之边,即成偏枯。爰立补阳还五汤,方中重用黄芪四两,以峻补气分,此即东垣主气之说也。然王氏书中全未言脉象何如,若遇脉之虚而无力者,用其方原可见效;若其脉象实而有力,其人脑中多患充血,而复用黄芪之温而升补者,以助其血愈上行,必至凶危立见,此固不可不慎也。"赵师遵循原方病机以及方药治则,引申其意,以补阳还五汤治疗心系病证气虚血瘀证型,提倡益气活血以推动心主血脉的功能,补益心窍以改善心脉血行不畅,改善临床症状。赵师临证时,常常以生黄芪、党参、红景天三药同用,重视补气,取得了良好的临床疗效。

3. 益气活血通痹方(经验方)

赵师在治疗冠心病时常选用益气活血通痹经验方,药物组成包括:黄芪 30 g,党参 15 g,丹参 15 g,麦冬 15 g,葛根 15 g,桂枝 12 g,瓜蒌皮 15 g,川芎 9 g,三七粉 2 g,炙甘草 15 g。

【医案举隅】

案 1
张某,男,50 岁。

[**2019 年 1 月 15 日初诊**] 3 月余前患者无明显诱因下出现胸痛,以心前区为主,伴气急,平地走路发作,夜间可平卧,无咳吐粉红色泡沫样痰,无心慌黑蒙。刻下:胸痛,气急,头晕,左侧肢体乏力,腰部酸痛,口干,胃纳可,夜寐安,大便调,夜尿 1 次。舌暗红苔薄白有裂纹,脉沉细。

赵师认为,该患者为胸痹之气阴两虚、痰瘀交阻证。病机为因气虚导致血行不利,痰瘀交阻,痹阻心脉。欲化其瘀,必先补其气,气旺则血行,故治拟益气养阴,化痰通络之法。

处方:党参 15 g,丹参 15 g,赤芍 12 g,苍术 12 g,白术 12 g,怀山药 12 g,生黄芪 30 g,人参 5 g,葛根 15 g,苦参 15 g,桂枝 12 g,瓜蒌皮 15 g,毛冬青 15 g,川芎 12 g,红花 6 g,桃仁 10 g,莪术 15 g,天麻 12 g,黄精 15 g,麦冬 15 g,天花粉 15 g,南沙参 15 g,薤菜 15 g,鬼箭羽 12 g,生山楂 15 g,决明子 20 g,石菖蒲 12 g,金荞麦 12 g,法半夏 9 g,青葙子 12 g,白芷 12 g,徐长卿 12 g,桑椹子 15 g,益智仁 15 g,炙甘草 15 g。14 剂。

[**2019 年 12 月 4 日二诊**] 患者服药后症状明显缓解,续服前方 14 剂加以巩固。

该病例体现了赵师"培土养阴,痰瘀同治"的学术思想。

案 2　　　　　　　　　　　　　　　　　　　　　　　　　　王某,男,49 岁。

[2018 年 12 月 13 日初诊]　患者反复胸闷胸痛,心悸,伴有头晕乏力,畏寒,胃纳欠佳,时有嗳气反酸,二便尚调,舌淡苔薄白腻,脉弦细。

赵师认为,该患者为胸痹之心脾两虚证。病机为心脾两虚,脾虚失运,胃纳失调,化生痰湿,痰阻血脉日久化瘀。赵师抓住"脾虚失运,心脾两虚"的基本病机,从调理脾胃入手治疗胸痹。以"健脾益气,兼化痰活血通络"为治疗大法。予归脾汤合桃红四物汤加减。

处方:党参 15 g,生丹参 15 g,太子参 15 g,炒白术 9 g,黄芪 30 g,当归 12 g,茯神 15 g,远志 12 g,酸枣仁 15 g,红景天 15 g,生山药 12 g,苍术 9 g,葛根 15 g,苦参 15 g,茶树根 12 g,毛冬青 15 g,地锦草 15 g,桂枝 12 g,瓜蒌皮 15 g,川芎 9 g,红花 6 g,桃仁 9 g,莪术 15 g,天麻 12 g,钩藤 12 g,煅龙骨 30 g,煅牡蛎 30 g,珍珠母 30 g,枳壳 9 g,佛手 9 g,预知子 12 g,地龙 12 g,水蛭 6 g,川楝子 12 g,炙甘草 15 g,生山楂 20 g,炒决明子 20 g。7 剂,水煎服。

[2018 年 12 月 20 日二诊]　患者服药后胸闷胸痛较前好转,头晕未作,畏寒好转,仍嗳气反酸,胃纳欠佳。前方去天麻、钩藤、煅龙骨、煅牡蛎、珍珠母,加瓦楞子、炒谷芽、炒麦芽、鸡内金以健脾和胃抑酸,改善食欲。7 剂。

[2018 年 12 月 27 日三诊]　患者服药后症状好转,目前无明显胸痛,偶有胸闷,余不适症状均较前好转,无明显特殊不适。再予上方巩固疗效,共 14 剂。

（顾昳燚,曹阳,罗家祺,孙川）

心力衰竭: 本虚标实

心力衰竭,简称心衰,是各种心脏结构或功能性疾病导致心室充盈和(或)射血功能受损,心排血量不能满足机体组织代谢需要,以肺循环和(或)体循环淤血,器官、组织血液灌注不足为临床表现的一组综合征。中华中医药学会内科分会内科疾病名称规范研究组编写的《中医内科疾病名称规范研究》认为,"心衰是指心体受损,脏真受伤,心脉'气力衰竭'所致的危重病症"。中医无明确的"心衰"之名,其症状类似于中医古籍记载的"心水""心痹""心悸""怔忡""喘证""痰饮""水肿"等范畴。另外,部分左心衰有夜间咳嗽表现者,亦散见于"咳嗽",合并胸腔积液者则散见于"悬饮"等证中。

赵师认为,心衰为本虚标实之证,以心气、心阳、心阴亏虚为本,痰饮、瘀血为标,病位在心,随着病情进展,涉及肺、脾、肝、肾。心阳式微,久病及肾,肾失温煦,兼之肺失通调,脾失健运,肝失疏泄,以致水失所主、气不布津运血,痰饮、瘀血内生为患,虚实夹杂,缠绵难愈。

【辨治经验】

(一)病因病机

虚实夹杂,气虚为本,痰瘀为患

赵师认为,心力衰竭病位在心,但涉及诸脏,病机属于内外相因,本虚标实,虚实夹杂。外因多为风、寒、湿、热等,内因多为饮食失宜、内伤七情,亦可根于脏腑内伤。赵师指出,"内伤脾胃,百病由生",脾胃位处中焦,脾主升清,胃主降浊,脾胃传化精微,灌溉四旁,肝之疏泄、肺之宣肃、肾之蒸腾气化功能失调,均可导致痰饮形成。如《圣济总录·痰饮统论》云:"水之所化,凭气脉以宣流,盖三焦者,水谷之道路。气之所终始也,三焦调适,气脉平匀,则能宣通水液,行入于经,化而为血,灌溉周身,三焦气塞,脉道壅闭,则水饮停滞,不得宣行,聚成痰饮,为病多端。"《临证指南医案·痰饮》:"邹滋九按语:总之痰饮之作,必由元气亏乏及阴盛阳衰而起,以致津液凝滞,不能输布,留于胸中。"肺、脾、肾三脏功能失调,心肾阳虚,气化不利,水液输布、排泄功能异常,致使水液潴留,痰饮内生。赵师认为,心衰的病机由心气虚而致心阳虚,水饮、瘀血内生为患,在本病初期以心气虚为主。《血证论·阴阳水火气血论》云:"运血者即是气,守气者即是血。"《医学入门》云:"血随气行,气行则行,气止则止,气温则滑,气寒则凝。"气为血帅,心气虚则气血瘀滞,随着病情迁延,或气虚及阴,成心之气阴两虚之证,或气损及阳,心阳虚衰则鼓动无力,久之必累肾阳,肾阳虚则上不能温煦心火,下不能气化津液,导致心肾之阳失于互资,气不归根,主水无权,阳虚水泛凌心射肺,肺失治节,宗气虚衰,不能贯心脉而行气血,往往痰、瘀、水饮错杂为患,喘、肿、悸三者并见,甚则喘脱重证发作。而瘀血、痰饮可以出现在心衰各个时期,与气血阴阳虚损互为因果,对心衰病情的发展、预后有着重要影响。

(二)治法

赵师认为,在心衰治疗中,心气虚是病理基础,心阳虚是疾病发展的标志,心肾阳虚则是病情的危重阶段,瘀血、痰饮是病理产物,共成本虚标实之候。宗"益火之源,以消阴翳""大气一转,其气乃散""病痰饮者,当以温药和之"意,赵师认为,本病治疗关键在于益气温阳,利水化饮。在心衰发作期间以治标为主,主要运用温阳利水、温通经脉法,"血不利则为水",应佐活血化瘀之品。在本病缓解期,则注意扶正固本,标本兼顾,另需根据阴阳互根理论,燮理阴阳。根据"阳微阴弦"的基本病机,虚者补之,实者泻之,标本同治,在此基础上,四诊合参,辨证论治,可灵活应用化瘀通络、理气化痰、宁心安神、健脾和胃、纳气固脱之品。

1. 温阳利水

心衰具有本虚标实的特点。心衰发展过程中,常涉及心、脾、肾、肺,形成数脏同病,进而发展至严重阶段,如由心气虚发展至心、脾、肾之阳俱虚,痰、瘀、水饮交互为患,此消彼长。患者常出现心悸怔忡,气短不足以息,动则尤甚,甚至端坐呼吸,咯粉红色泡沫样痰,畏寒肢冷,尿少浮肿,面色无华,唇色紫暗,脉微细等情况。治拟温振元阳,大补元气,首推附子、人参。赵师常取仲景《伤寒论》真武汤加人参、黄芪为主方,益气扶阳、温化水饮。痰喘甚伴少尿者,常加用葶苈子、车前子等;心悸甚,合并心律失常如快房颤、频发早搏者,常喜用苦参、地锦草等。苦参,是常用清热燥湿药,《本草备要》认为其"泻火,燥湿,补阴"。现代药理研究表明,苦参能降低心肌细胞应激性,延长绝对不应期从而抑制异位节律点。对于伴有心律失常者,赵师常于辨证基础上加用苦参,疗效颇彰。

对于一些顽固性心力衰竭患者,见喘息时作、动则尤甚,胃痛腹胀,尿少浮肿,舌质略红,苔白腻,脉滑数有力者,常选用葶苈大枣泻肺汤合枳实泻肺水、强心利尿治疗,常常效若桴鼓,一举扭转颓势,尿少、咳痰、肢肿、腹胀、胃痛等诸症常可明显减轻。《本草便读》记载,葶苈子"功专苦降,气属辛寒,泻肺气以行痰,水满上焦喘可愈,利二肠而治咳,热从下导胀能消。葶苈子苦辛寒,入肺家气分,大泻肺脏水邪,凡仁皆降,故能降气行痰,肺脏热结者宜之。若寒饮阴水等证及虚弱者,不可用也"。赵师指出,葶苈子为泻水饮、利湿平喘要药,现代药理研究其含有强心苷,具有强心、增加心输出量的作用,但气虚喘咳、脾虚肿满者慎用或辨证加减用之,一般用量为15 g。

茯苓,《本草纲目》云:"茯苓气味淡而渗,其性上行,生津液,开腠理,滋水源而下降,利小便,故张洁古谓其属阳,浮而升,言其性也;东垣谓其为阳中之阴,降而下,言其功也。"《本草备要》载其"甘温益脾助阳,淡渗利窍除湿。色白入肺泻热,而下通膀胱,能通心气于肾,使热从小便出,然必其上行入肺,能清化源,而后能下降利水也,宁心益气,调营理卫,定魄安魂"。赵师认为,茯苓淡而能渗,甘而能补,能泻能补,性平和而无伤正之弊,扶正祛邪,两得相宜。茯苓配合桂枝,为通阳化饮要药,用于水肿甚者,常常应手而效。另外,对于在治疗过程中出现舌苔减少、口渴者,应详询病史,注意合并阴虚情况,常加用南沙参、麦冬、鲜石斛等。

2. 益气养阴

赵师认为,心气心阳亏虚是心衰发病的关键,贯穿整个病程,但本病病程漫长,常出现阳损及阴,阴阳两虚,其中气虚及阴、气阴两虚者较为常见。若仅取人参、附子等补气温阳之品,阳无阴则无以生,故不能忽视石斛、麦冬、南沙参、天花粉等养阴之品的使用。《本草备要》载石斛"益精,强阴,暖水脏,平胃气,补虚劳,壮筋骨",《本草求真》载麦冬"同人参则能复脉生津(名生脉散),非合心肺而皆治乎? 盖肺朝于百脉。脉属心……心清则气即充而脉复,麦冬气禀清肃,能于心中除烦",是为赵师常用之品。另外,多用温阳利水之品,常有温燥伤阴之弊,配合养阴之品则可制约此类弊端。需要注意的是,补气、养阴之品易出现壅滞滋腻,影响脾胃运化功能的情况,须配伍八月札、佛手等理气不伤阴之品。

3. 心胃同治

易水学派张元素治疗内伤杂病有"以养胃气为家法"之说,赵师勤求古训,结合数十载临床实践,提出了"治心病以调理脾胃为大法"的学术思想,倡导"心胃同治","得胃气则昌,失胃气则死"。《素问·平人气象论》云:"胃之大络,名曰虚里,贯膈络肺,出于左乳下,其动应衣,脉宗气也。"赵师认为,心胃经络相通,在病证上亦可互相影响。赵师常言:"人的脾胃为后天之本,气血生化之源,脾胃健运,升降适宜,五脏之气由此而生,而脾胃内伤,诸病由脾胃而生,其重要性怎么强调也不为过。"心衰患者由于胃肠道瘀血,常出现恶心纳呆、胃脘痞胀等消化功能紊乱的表现,赵师素喜加用柴胡、枳壳、佛手、八月札等行气和胃之品。

【常用方药】

(一) 常用药对

1. 瓜蒌皮、桂枝

瓜蒌,古称栝蒌实。现临床用法主要有三:一为瓜蒌皮,偏于清肺化痰、行气除胀满;二为瓜蒌仁,偏于润肺化痰,润肠通便;三为全瓜蒌,则兼有皮仁两者作用。瓜蒌皮,甘寒微苦,归肺、胃经,有行气除胀满、化痰开痹、清肺止咳之功。《本草便读》载其"润肺清肠,降痰火下行为顺,消瘀涤垢。治结胸上实颇灵,用仁则润滑肠中,用皮则清于肺部"。《长沙药解》谓其"清心润肺,洗垢除烦,开胸膈之痹结,涤涎沫之胶黏,最洗瘀浊,善解懊愤"。

桂枝,性辛、甘,温。入心、肺、膀胱经。有诸多功效,如发汗解肌,温通经脉,通阳化气,平冲降逆等。《本草备要》云其"温经通脉,发汗解肌"。《长沙药解》载其

"入肝家而行血分,走经络而达营郁,善解风邪,最调木气,升清阳脱陷,降浊阴冲逆,舒筋脉之急挛,利关节之壅阻,入肝胆而散遏抑,极止痛楚,通经络而开痹涩,甚去湿寒,能止奔豚,更安惊悸"。《医学衷中参西录》云其"力善宣通,能升大气(即胸之宗气),降逆气(如冲气肝气上冲之类),散邪气(如外感风寒之类)"。

胸痹是主要由寒邪、饮食、情志、年老等因素引起心脉痹阻,以胸部闷痛为主症的一种疾病,甚则胸痛彻背,喘息不得卧。《金匮要略·胸痹心痛短气病脉证治》云:"师曰:夫脉当取太过不及,阳微阴弦,即胸痹而痛,所以然者,责其极虚也。今阳虚知在上焦,所以胸痹心痛者,以其阴弦也。"《金匮要略心典》曰:"心背彻痛,阴寒之气,遍满阳位,故前后牵引作痛。沈氏云,邪感心包,气应外俞,则心痛彻背;邪袭背俞,气从内走,则背痛彻心;俞脏相通,内外之气相引,则心痛彻背,背痛彻心。即《经》所谓寒气客于背俞之脉,其俞注于心,故相引而痛是也。"赵师常用"胸阳不振、阴寒凝滞、阴乘阳位、气机阻滞"十六字来概括胸痹病机特点,尤其对出现喘促、气短、畏寒等阳虚水泛者,宗仲圣宣痹通阳之法,擅用瓜蒌皮合桂枝,通阳化浊,另结合益气化瘀通络止痛之品,切中胸痹病机,效若桴鼓。

2. 丹参、党参(人参)、黄芪

丹参,味苦,性微寒。入心、肝经。色赤而专入血分,有活血祛瘀、安神宁心、排脓、止痛之功。其活血祛瘀作用广泛,清通而兼补,能治瘀阻血脉导致的各种病症,目前临床用于各种缺血性心脏病。《神农本草经》载:"味苦微寒。主心腹邪气,肠鸣幽幽如走水,寒热积聚,破癥除瘕,止烦满,益气。"赵师擅治心悸,重视心与血脉的关系,除了平调心之气血阴阳,还非常重视心脉的通畅。赵师认为,心主血脉,血脉流通,病不得生;心气鼓动无力,可致血运受阻,日久虚实夹杂,心神不宁或心神失养而致心悸。赵师认为,丹参具有活血止痛、宁心安神、活中兼养、祛瘀而不伤血之功。《本草从新》认为其"补心、去瘀生新,气平而降,味苦色赤,入心与包络,破宿血,生新血。瘀去然后生新……除烦热,功兼四物,一味丹参散,功同四物汤"。

人参,味甘,性平。入脾、肺经。《神农本草经》曰:"主补五脏,安精神,止惊悸,除邪气,明目,开心益智。"《本草便读》载:"人参性禀甘平,功资脾肺,气纯味浓,补真元而益血生津,助卫充营,安五脏而宁神益智……"

党参,味甘,微酸,性平。"出山西潞安者为上,其余所出者皆次之。甘平之性,用以培补脾肺元气颇佳,若虚盛而危急者,亦非所宜,非人参之大力不能也"。《本草正义》认为党参"力能补脾养胃,润肺生津,健运中气,本与人参不甚相远。其尤可贵者,则健脾运而不燥,滋胃阴而不湿,润肺而不犯寒凉,并血而不偏滋腻,鼓舞清阳,振动中气,而无刚燥之弊"。

黄芪,甘,微温。入脾、肺经。味甘而薄,味薄则补气,有益气升阳、固表止汗、托疮生肌、利水退肿之功。李东垣谓其"益元气而补三焦"。《长沙药解》载："味甘，气平，入足阳明胃、手太阴肺经。入肺胃而补气，走经络而益营，医黄汗血痹之证，疗皮水风湿之疾，历节肿痛最效，虚劳里急更良，善达皮腠，专通肌表。"

《素问·调经论》曰："人之所有者，血与气耳。"《素问·至真要大论》曰："谨守病机，各司其属，有者求之，无者求之，盛者责之，虚者责之，必先五胜，疏其血气，令其调达，而致和平，此之谓也。"临床上赵师遵《经》旨，崇王清任补阳还五汤法，对气血瘀滞型胸痹、心悸，证见胸闷心悸，神疲乏力，面色无华，劳则加重，舌体胖大，舌色淡，苔薄白，脉细弱者，注重补气活血并重，常以丹参配伍黄芪、党参，若气虚重者，则以人参易党参。这是治疗气虚血瘀型冠心病、心律失常的常用药对。脾胃为后天之本，脾胃健运则气血阴阳皆荣，脾胃伤则百病丛生。赵师立足脾胃学说，重视脾胃与心脏的关系，"执中州以御四旁"，治疗心系病证多从脾胃入手。这亦是赵师在心系病证治疗中，重视健运脾胃功能，益脾胃之气，"培土之本，以养心颐"思想的体现。

3. 川芎、红花、桃仁

川芎，性味辛温。归肝、胆、心包经。有活血祛瘀、祛风止痛之功。《本草便读》载其"辛苦甘温，芳香润泽，血中气药也"，既能行散，上行可达巅顶；又入血分，下行可达血海。《本草便读》又云其"辛甘微苦，力能解郁调经，润泽且香，功可和营理气，愈头风之偏正。性喜上升，补肝燥之虚衰，善通奇脉。温宣之性，能疏血分风寒，走窜无方"。《本草经解》载"川芎入肝，肝乃藏血之脏，生发之经，气温血活，自然生生不已也"。《珍珠囊补遗药性赋》认为"其用有二：上行头角，助元阳之气而止痛；下行血海，养新生之血以调经"。

桃仁，味苦甘，性平。入心、肝、大肠经。有活血祛瘀、润肠通便之功。《本草求真》认为其"辛苦甘温。为厥阴心包肝血分主药"，《本草从新》载其"苦平微甘，苦以泄血滞，甘以缓肝气而生新血"。主治方面，《医方考》认为其"主治瘀血，少腹满痛，故兼治肠痈，及妇人经水不利"，《医学入门》赞其"破血通肠利月经，兼除咳逆心胸满"。

红花，性味辛、温。归肝、心经。有活血祛瘀之功。《本草便读》云："红花辛散温通，少用活血，多用祛瘀，为治瘀血要药。色赤而温，心肝皆及，味甘且苦，辛散俱优，调血脉可去瘀生新""红花行散之品，专入心肝血分，破瘀活血，是其所长""其味虽有辛甘，然毕竟苦温色赤，为心之正药"。本品为菊科植物红花的花。目前中药材市场上另有一品种为西红花，又名藏红花，为鸢尾科番红花属植物番红花的干燥柱头，性味甘寒，功效与红花相似，临床应用范围也基本相同，但其兼有凉血解毒作用。考虑本品价格偏贵，赵师临床上治疗心系病证较少应用。医者可根据患者情况,斟酌使用。

目前认为,冠心病心绞痛的主要病机是"气滞血瘀"和"胸阳不振",治疗上多采取活血化瘀、芳香温通、宣痹通阳等治疗方法,已经形成一套较为完整的冠心病防治理论,如"三通二补""以通为补""以通为主"等。清代王清任注重"气血为先",提出"气有虚实,血有亏瘀;标而本之,本而标之"的观点,创立了一系列活血化瘀名方。赵师对此十分推崇,对本病病机,亦多有阐发,认为其病机特点主要为本虚标示,虚实夹杂,正气亏虚为本,痰浊、瘀血、气滞、寒凝而致心脉瘀阻不畅为标。当患者出现阵发性胸前区疼痛,痛引肩背,或胸闷气短、心悸、舌质紫暗时,此为心血瘀阻的突出表现,赵师常用川芎、红花、桃仁以行气活血、祛瘀通络。对于证见痰瘀阻络明显者,常配合化痰降浊之品加减用之,效果颇彰。

(二) 常用方剂

1. 真武汤(《伤寒论》)

有温阳利水之功。治少阴病有水气,腹痛,小便不利,四肢沉重疼痛,自下利;及太阳病发汗,汗出不解,仍发热,心下悸,头眩,身𥆧动,振振欲擗地。肾主水,真武为北方水神,本方用以治水,为治疗脾肾阳虚,水湿泛溢的基础方。盖水之制在脾,水之主在肾,脾阳虚则湿难运化,肾阳虚则水不化气而致水湿内停。本方以附子为君,温肾助阳,化气行水,兼暖脾土,温运水湿;茯苓、白术为臣,利水渗湿,健脾燥湿;生姜为佐,温散水湿,白芍亦为佐药,有利小便、行水气、柔肝缓急、敛阴舒筋之功,另可佐制附子燥热之性,以利于久服缓治,诸药共奏温脾肾、助阳利水之功。对于心衰患者,见心肾阳虚证表现者,赵师喜用真武汤为主方,认为其有温阳强心、壮火制水之功;如有痰喘表现属合并水饮攻肺者,则加用葶苈子以增泻肺利水之功。

2. 生脉散(《医学启源》)

有益气敛汗、养阴生津之功。治肢体倦怠,气短口渴,或久咳肺虚,干咳少痰,食少消瘦,虚热自汗,口干舌燥,脉细弱。方中人参为君,补肺益气;麦冬为臣,养阴清肺;五味子为佐,敛肺止汗。《医宗金鉴》云:"是方君人参以补气,即所以补肺。臣麦冬以清气,即所以清肺。佐五味以敛气,即所以敛肺。吴昆云:一补、一清、一敛,养气之道备矣。名曰生脉,以脉得气则充,失气则弱。李杲谓:夏月服生脉饮,加黄芪、甘草,名生脉保元汤,令人气力涌出。"研究表明,本方有强心作用,能改善微循环,改善心肌缺氧。赵师常用此方治疗心力衰竭心气心阴亏虚者,常加黄芪以增补气之功。

3. 血府逐瘀汤(《医林改错》)

有活血祛瘀、行气止痛之功。王清任在《医林改错》中指出,"胸疼在前面,用木金散可愈;后通背亦疼,用瓜蒌薤白白酒汤可愈。在伤寒,用瓜蒌、陷胸、柴胡等,皆可愈。有忽然胸疼,前方皆不应,用此方一付,疼立止……心跳心忙,用归脾安神等方不效,用此方百发百中"。方中当归、桃仁、红花、川芎、赤芍活血化瘀;生地伍当归养阴和血,则祛瘀而不伤阴血;牛膝祛瘀、通血脉,且能引血下行;柴胡、枳壳、桔梗疏畅胸中气滞,使气行则血行;甘草调和诸药。赵师指出,王清任在活血化瘀理论及临床方面做出了突出贡献,所创通窍活血汤、血府逐瘀汤、膈下逐瘀汤、补阳还五汤、少腹逐瘀汤等,分治五十余种瘀证及半身不遂、瘫痿、痹证、难产等,效验颇彰。赵师认为,此方气血并治,以活血为主,祛瘀养血,行气方面,升降兼顾,既有柴胡、桔梗之升举气机,又合枳壳之降,一升一降,这是血府逐瘀汤的一个配伍特点。赵师对心力衰竭心血瘀阻者,若伴胃脘不适,常用此方加用佛手、八月札等以疏调气机、心胃同治。

【医案举隅】

案

于某,男,64 岁。

[2018 年 11 月 20 日初诊] 患者 1 个月前胸闷、胸痛、心慌反复发作。头晕头胀,视物模糊,手足麻木,腰酸乏力,畏寒,胃纳可,小便调,大便艰涩,夜寐安,舌质紫暗中有裂纹边有瘀斑,苔薄白腻,脉细弦。

赵师认为,该患者为胸痹之气虚血瘀痰阻证。其病机为胸阳不振,心脾气虚,痰瘀互结。治拟益气健脾,宣痹通阳,化痰活血通络。该病例体现了赵师治病求本、扶正祛邪、痰瘀并治、心胃同治的治疗原则。

处方: 黄芪 30 g,党参 15 g,丹参 15 g,赤芍 12 g,苍术 10 g,白术 10 g,怀山药12 g,葛根 15 g,苦参 15 g,茶树根 12 g,毛冬青 15 g,桂枝 12 g,瓜蒌皮 15 g,法半夏9 g,茯苓 18 g,川芎 10 g,红花 6 g,桃仁 10 g,地龙 12 g,葶苈子 15 g(包煎),青葙子12 g,天麻 12 g,钩藤 10 g,炙甘草 15 g。每日 1 剂,共 14 剂。

[2018 年 12 月 4 日二诊] 患者服上方后胸闷、胸痛、心慌好转,头胀缓解,头晕仍作,偶有视物模糊,手足麻木好转,腰酸,胃纳可,夜寐安,大便困难,小便调,舌淡苔薄白,脉弦。原方加平地木 12 g、火麻仁 20 g、泽兰 12 g,共 14 剂。

[2018 年 12 月 25 日三诊] 患者服药后胸闷、心慌明显好转,无胸痛,无头胀、头晕,目糊,腰酸缓解,胃纳可,夜寐安,大便畅,小便调,舌淡苔薄白,脉弦。原方减天麻、钩藤,共 14 剂,巩固疗效。

(葛华迅,刘淑清)

心律失常：虚实夹杂

心律失常是临床的常见病、多发病，常常并发于各类心脏疾病。其发病机制多是窦房结激动异常或激动产生于窦房结以外，激动的传导缓慢、阻滞或经异常通道传导，即心脏活动的起源和(或)传导障碍导致心脏搏动的频率和(或)节律异常。临床上心律失常一般见于各种器质性心脏病，其中以冠心病、心肌炎和风湿性心脏病等为多见，特别是在心力衰竭或急性心肌梗死时常常出现。此外，心律失常在正常健康人或自主神经功能失调患者中也经常可见。心律失常临床上多以心中悸动，惊惕不安，甚至不能自主等症状为主，根据症状将其归于"心悸、怔忡"来论治。

【辨治经验】

(一) 病因病机

脾胃内伤，心火偏亢

赵师认为，心律失常常见的病因有：①久病体弱，或禀赋不足，或劳欲过度等导致气血阴阳不足，心失所养所致；②情志失调，心虚胆怯，悲忧过度，导致心神动摇；③饮食不节，膏粱厚味，饮食蕴热化火，或饮食伤脾，痰火内生；④感受外邪，风寒湿三邪，内舍于心，痹阻心脉，使心脉气血不行，而发病，或外邪灼伤心阴，心阳偏亢。病机上有肾阴亏虚，致使肾水不制心火，而心火上炎；有因为心脾气郁，生痰化火，而上扰于心；也有温热外邪，内传于心，扰动心火。在临床上，因心火偏胜，常见心烦少寐、舌红等表现。

心悸分为"惊悸"和"怔忡"。《医学正传·怔忡惊悸健忘证》曰："夫所谓怔忡者，心中惕惕然动摇而不得安静，无时而作者是也。惊悸者，蓦然而跳跃惊动而有欲厥之状，有时而作者是也。"《红炉点雪·惊悸怔忡健忘》云："惊者，心卒动而不宁也；悸者，心跳动而怕惊也；怔忡者，心中躁动不安，惕惕然如人将捕之也。"总的来说，心悸的病因病机往往虚实夹杂。《黄帝内经》云"诸病惊骇，皆属于火"，首先提出心悸的病因是火热之邪。张仲景在《伤寒杂病论》里提出"寸口脉动而弱，动则为惊，弱则为悸"，认为惊悸与惊扰、水饮、虚劳及汗后受邪有关，提出了炙甘草汤等著名方剂。刘完素在《河间六书》中说："惊，心卒动而不宁也。火主于动，故心热甚也……故喜惊也。"明代王肯堂《证治准绳》述:"然后知悸之为病,是心脏之气不得其正,动而为火邪者也…故五脏之气妄动者,皆火也。是以各脏有疾,皆能与包络之火,合动而作悸,如是者,当自各脏补泻其火起之由。"李东垣强调脾胃内伤,阴火乘虚上凌,心火暴甚,火乱于心,而发心悸。在《东垣试效方》中描述道:"心病神乱,怔忡兀兀欲吐,胸中气乱而热,有如懊惶之状。"刘完素是主火学派,认为"心为君火,肾为相火",主张六气皆以火化,五志太过皆可以化火为病。朱丹溪提出了"相火论",在《格致余论》中说:"心为君火,肝肾为相火。"相火藏于命门真水之内,以一水配二火,所以主张"阳常有余,阴常不足。"心悸的主要病因病机,历代医家认为是心阳、心血或者心气不足,心失所养。如《诸病源候论》认为:"心藏神而主血脉,虚劳损伤血脉,致令心气不足,因为邪之所乘,则使惊而悸动不安。"也有认为是心肾不交,心火偏旺,如《素问玄机原病式》曰:"水衰火旺而扰火之动也,故心胸躁动,谓之怔忡,俗云心忪,皆为热也。"而《伤寒明理论》言:"心悸之由,不越二种,一者气虚也,二者停饮也。"《医学衷中参西录》曰:"有其惊悸恒发于夜间,每当交睫于甫睡之时,其心中即惊悸而醒,此多因心下停有痰饮。心脏属火,痰饮属水,火畏水迫,故作惊悸也。宜清痰之药与养心之药并用,方用二陈汤加当归、菖蒲、远志,煎汤送服朱砂细末三分。有热者加玄参数钱,自能安枕稳睡而无惊悸矣。"

(二) 治法

明辨阴阳,养心降火

赵师认为在临床治疗中,除了分清虚实阴阳,或补气血,或益肝肾,或活血化痰之外,还应针对心悸的症状,急则治其标,采用清热法,以平心火偏胜之势,有助于尽快取得疗效,改善病情。有时即使患者症状上热象不显,也应该舍症从脉,在辨证论治的同时,用清热法以清心火、平脉象。赵师认为,心悸发病多为心脉气血运行不畅,心窍失养所致。而心脉气血运行不利,可以有痰湿瘀血阻痹心脉,也可以有气血不足,气不行血而致。在临床上,赵师颇为推崇补阳还五汤,治疗时补气与活血并行。若患者以痰湿瘀血为主,则以补阳还五汤配伍红花、桃仁、川芎、丹参、郁金、石菖蒲、半夏等为主,剂量宜重,突出活血化痰之效果;若以气血亏虚为主,则以补阳还五汤配伍重剂补气药,赵师往往同时使用生黄芪、党参、太子参、红景天等,强调补气的作用;若伴心神不安的患者,则以补阳还五汤配伍酸枣仁、远志、茯神、夜交藤、合欢花等药物,有助于加强治疗效果。

对于心悸怔忡,心神不安,易受惊扰,虚烦不寐者,赵师主张以清热除烦、宁心安神为主,临床上常用酸枣仁汤为治。若是其他证型为主,但兼有寐差及心神不安,也可用此法辅助治疗;若精神焦虑、抑郁较重者,可以重用淮小麦、炙甘草、红枣、远志、石菖蒲、合欢花、合欢皮之类,以解郁安神;若心悸较重,可用龙齿、珍珠母、紫石英等镇惊安神。

对于思虑过度,心神恍惚,精神萎靡,面色苍白,而见心悸怔忡者,赵师常常选用归脾汤以补其气血,养心安神。方中重用黄芪、当归、炙甘草等,以大补气血。若血虚较重者,可以加用阿胶;若兼有阴虚内热,可以配合生地黄、地骨皮、丹皮、麦冬、天花粉等;若兼肝肾不足,可以加用枸杞子、杜仲、桑寄生、淫羊藿等。

此外,赵师善用交泰丸,虽然方中仅黄连、肉桂两味药材,但赵师取其交通心肾、清火安神的用意,根据病情化裁变化,临床常用以治疗心火偏亢,相火外越,水火不济的心悸。若阴虚火旺较重的,可以加生地黄、黄柏、麦冬、天冬等以加强滋阴清火的力度;若肝肾阴虚为主,可以加用山茱萸、怀山药、桑寄生、桑椹子等,以加强补益作用。

【常用方药】

(一) 常用药对

赵师在长期临床实践中,总结本病的病因病机往往虚实夹杂,多由于脏腑气血阴阳虚损、内伤七情、气滞血瘀交互作用而致心失所养、心脉失畅。赵师辨证论治心律失常常用药对如下。

1. 丹参、党参

丹参,味苦、微寒。入心经。是活血祛瘀、驱邪扶正兼顾之良药,并能清心除烦、养血安神。化学成分主要含丹参酮Ⅰ、丹参酮ⅡA、丹参酮ⅡB、隐丹参酮、紫草酸B等。药理研究发现,丹参能扩张实验动物心冠状动脉,使心功能获得明显改善,其注射液有一定抗凝血作用,能保护心脑系统,抗动脉粥样硬化,增强耐缺氧能力等。

党参可用于脾肺虚弱、气短心悸、食少便溏、虚喘咳嗽、内热消渴等症(党参性味等介绍可参见前文)。现代研究认为,党参可治疗胃肠动力不足、贫血、增强机体抵抗力等。

赵师在治疗心律失常时常用这两味药,既可益气活血,又可健脾益气生血,是治疗气虚血瘀型心悸的常用搭配。

2. 毛冬青、茶树根

毛冬青,味微苦、甘,性平,无毒。具有清热解毒、活血通脉之功效。擅治风热感冒、肺热喘咳、冠心病、脑血管意外所致的偏瘫,可用于冠状动脉硬化性心脏病、急性心肌梗死、血栓闭塞性脉管炎等。现代研究发现其主要成分毛冬青黄酮苷,能扩张并增加冠脉流量、减少心肌耗氧、减慢心率。

茶树根,味苦,性凉。归心、肾经。能强心利尿,活血调经,清热解毒。主心脏病、水肿等。新鲜根含水苏糖、棉子糖、蔗糖、葡萄糖、果糖等糖类,并含少量多酚化合物(黄烷醇等);叶、枝、茎都含黄烷醇与咖啡碱;茎含多量1-表儿茶精。目前临床多用于风湿性、高血压性、肺源性心脏病及冠心病、心律失常等,都有一定改善效果。其作用机制是否可代替洋地黄类制剂,尚待进一步研究。

赵师喜用毛冬青、茶树根这两味清热解毒之药,并同时配伍活血化瘀药,对于痰瘀互结、血瘀化热之心律失常往往能彰显奇效。

3. 甘松、五味子

甘松,性辛、味甘,温。归脾、胃经。功效能行气止痛,开郁醒脾。常用于思虑伤脾或寒郁气滞引起的胸闷腹胀,不思饮食及胃脘疼痛等证。《医学衷中参西录》载:"甘松气香能通,故善助心脏之兴奋,味酸能敛,故善治脑筋之妄行,其性善化瘀活血脉,故能愈疼消癥,善治一切血证及风痹、痿废也。且能助心脏调脑筋,尤为痿痹之要药也。"

五味子,性酸,味温。归肺、肾、心经。擅敛肺滋肾,生津敛汗,宁心安神。《傅青主女科》载:"血气者人之神,必当谨养。心者君主之官,又主神明。产忧惊劳,失其血液,营阴亏损,则血脉不充、心血不足、脏腑失养,而心中悸动不安。"傅氏认为,心中怯怯,如人将捕之,唯调和脾胃,养心安神定志方可告愈。五味子适用于心悸、失眠、多梦,如天王补心丹、安神定志汤等以之配伍生地、麦冬、丹参、枣仁等,治心肾气血亏损所致的虚烦心悸、失眠多梦。

4. 川芎、桃仁、红花

赵师在辨证论治心悸的用药上颇有独到之处,常用的活血药对还有川芎、桃仁和红花。川芎,味辛性温,既能活血,又能行气,为"血中气药";桃仁,性平,归心、肝、大肠经;红花,性温,有活血、行血、和血、生血之功。临床常用桃仁与红花二药合用,润行散,善于活血通络,适用于周身经络血液干枯,运行不畅者;川芎、桃仁、红花三者搭配,为治疗心悸的"三剑客"。

(二) 常用方剂

1. 炙甘草汤(《伤寒论》)

主治阴血阳气虚弱,心脉失养。《伤寒论·辨太阳病脉证并治》曰:"伤寒脉结代,心动悸,炙甘草汤主之。"临床上心系病证患者出现脉结代,心动悸,虚羸少气,舌光少苔等,此为患者阴血亏虚,血脉不能充盈,并且阳气虚弱,无法鼓动血脉,脉气不相接续,所以出现脉象结代;或者是阴血亏虚,心失所养,不能温养心脉,故心动悸。此时应该使用炙甘草汤治以滋养心阴,补养心血,益生心气,温煦心阳,以复脉定悸。《名医别录》中推荐生地黄,可以"补五脏内伤不足,通血脉,益气力"。所以在炙甘草汤中重用生地黄滋阴养血,配合大剂量炙甘草、人参、大枣大补心气,健益脾气,以资气血生化之源;助以阿胶、麦冬、麻仁滋养心阴,补益心血,充盈血脉;佐以桂枝、生姜温煦心阳,通畅血脉。从而使气血充足,阴阳调和,改善心动悸、脉结代的临床症状。针对一些心神不安的患者,赵师在临床上经常加用酸枣仁、柏子仁、远志、合欢皮等以增强安神定悸的疗效;对于重度失眠的患者,重用龙齿、磁石、紫石英等以重镇安神;对心气不足较为严重者,大剂量使用生黄芪、红景天、太子参、人参等;如果考虑兼有阴血虚者,可以配合天花粉、麦冬、南沙参等,增强滋阴液降虚火的疗效。

2. 天王补心丹(《校注妇人良方》)

主治阴虚血少,神志不安证。常用于心悸怔忡,虚烦失眠,神疲健忘,或梦遗,手足心热,口舌生疮,大便干结,舌红少苔,脉细数的患者。《校注妇人良方》指出此方可"宁心保神,益血固精,壮力强志,令人不忘。清三焦,化痰涎,祛烦热,除惊悸,疗咽干,育养心神"。《古今名医方论》中提道:"心者主火,丽所以主者,神也。神衰则火为患,故补心者,必清其火而神始安。补心丹用生地黄为君者,取其下足少阴以滋水主,水盛可以伏火,此非补心之阳,补心之神耳!凡果核之有仁,犹心之有神也。清气无如柏子仁,补血无如酸枣仁,其神存耳!参、苓之甘以补心气,五味之酸以收心气,二冬之寒以清气分之火,心气和而神自归矣;当归之甘以生心血,玄参之咸以补心血,丹参之寒以清血中之火,心血足而神自藏矣。更假桔梗为舟楫,远志为向导,和诸药入心而安神明。以此养生则寿,何有健忘、怔忡、津液干涸、舌上生疮、大便不利之虞哉?"生地黄,能养血滋阴,壮水之主以制阳光,为君药;以天冬、麦冬、玄参清热育阴,再配合酸枣仁、柏子仁、茯苓、远志养心安神,加当归补血润燥,共助滋阴补血、养心安神,为臣药;佐以人参补气以生血,五味子敛气安神,丹参清心活血,以补而不滞,则心血自生;兼用桔梗为舟楫,载药上行以使药力缓留于上部心经,为使药。

【医案举隅】

案

赵某,女,85 岁。

[2018 年 5 月 18 日初诊] 患者于发病前 1 天受惊吓后出现突发心悸胸闷,并伴有一过性四肢颤抖。刻下患者心悸心慌阵作,易受惊吓,偶有胸闷头晕,全身乏

力,手足麻木,脑鸣,口干,烘热汗出,腰膝酸软,胃纳欠佳,时有恶心,泛酸,二便尚可,夜寐一般,舌质紫,苔薄,脉细数涩。

赵师认为,该患者为心悸之心气不足证。其病机为心气不足,心脉瘀阻,气虚血瘀,气阴两虚,心火偏胜。治疗以益气安神、活血化痰、养阴清热为法。

处方: 人参5g,丹参15g,炒白术12g,黄芪30g,葛根15g,苦参15g,桂枝12g,瓜蒌皮15g,茶树根12g,毛冬青15g,地锦草15g,川芎9g,桃仁9g,广郁金12g,石菖蒲12g,合欢皮30g,远志12g,茯神15g,淮小麦15g,麦冬15g,天花粉15g,川楝子12g,红花6g,炙甘草15g。

患者以本方为主,并以少量比索洛尔口服,服用3剂后房颤转为窦性心律,继续服用14剂后症状明显缓解。

(罗家祺,丁茜)

高血压病: 肝肾气血阴阳失调

高血压病是以体循环动脉压升高为主要表现,伴或不伴有多种心血管危险因素的临床心血管综合征。高血压是多种心脑血管疾病的重要病因和危险因素,影响心、脑、肾等重要脏器的功能和结构,最终导致器官功能衰竭。根据其临床表现,高血压病可归属中医学"眩晕""头痛"等范畴,后期出现靶器官损害后,可根据其临床表现,参考"心悸""中风""水肿""胸痹"等治疗。通过中医药的干预,不仅能改善高血压患者症状,提高生活质量,还能稳定血压,平稳缓和降压,改善危险因素,保护靶器官,甚至部分患者可达到药物减量或停药。

赵师临证颇丰,对高血压病的见解及临床辨证论治独树一帜。赵师认为,肝肾气血阴阳失调是高血压的基本病机,先天禀赋、后天失调是常见病因,风火痰瘀是其常见病理因素。调补肝肾、平衡阴阳、扶正祛邪是其基本治法。

【辨治经验】

(一) 病因病机

1. 肝肾失调,气血逆乱

肝肾气血阴阳失调是高血压病的基本病机,有关类似记载,可追溯到《黄帝内经》:"上气不足,脑为之不满,耳为之苦鸣,头为之苦倾,目为之眩""诸风掉眩,皆属于肝""肾虚则头重高摇,髓海不足,则脑转耳鸣,胫酸眩冒,目无所见,懈怠安卧"。本病与肝肾两脏密切相关,肝肾失调可导致眩晕发生,肝藏血,体阴而用阳,肾藏精,为一身阴阳之本,二者乙癸同源,相生相资,肝肾阴阳失调,导致全身气血逆乱,最终导致气血不足,风、火、痰、瘀内生,发生高血压。故而肝肾失调为高血压病之本,阴阳气血逆乱为继。

2. 内伤七情,阴阳失调

早在《黄帝内经》中就有情志因素导致脏腑功能失调的记载,如"大怒则形气绝,而血菀于上,使人薄厥";严用和《重订严氏济生方·眩晕门》中指出,"所谓眩晕者,眼花屋转,起则眩倒是也,由此观之,六淫外感,七情内伤,皆能导致";若素体阳盛,恼怒过度,肝阳上亢,阳升风动;或长期忧郁恼怒,气郁化火,使肝阴暗耗,肝阳上亢,阳升风动。故内伤七情为高血压发病的一个重要原因。

3. 先天禀赋,体质差异

《医学入门》将朱丹溪有关眩晕论述总结为,"头眩欲倒辨瘦肥,大概肥白人多湿痰滞于上,火起于下,痰因火而上冲,所谓无痰不作眩者是也……瘦人多肾水亏少,相火上炎而眩晕,所谓风胜则地动,火得风则焰旋是也……此以肥瘦为主,亦丹溪常法也"。现代医学也证实,体质因素是高血压发生的重要原因。赵师博通古今,在多年临床中发现患者体质盛衰和高血压密切相关,与先天之肾和后天之脾胃有关,素体肾阴阳偏颇者易产生肾阴阳虚衰的病理变化,脾胃虚弱者易产生痰浊等病理产物,先后天因素既成为高血压病的基础,其病理变化也成为加重高血压病缠绵不愈反复发作的一个重要因素。

4. 体虚劳倦,精气亏损

临床中精气亏虚之高血压亦多见。赵师认为,体虚、久病、失血、劳倦过度等诸多因素,均可导致人体精气血失调亏损。肾为先天之本,藏精生髓,若先天不足,肾精不充,或房劳过度,导致肾精亏虚,不能生髓,而脑为髓之海,髓海不足,上下俱虚,则发生本病;或肾阴素亏,肝失所养,以致肝阴不足,阴不制阳,肝阳上亢,发为本病;或大病久病或失血之后,虚而不复,或劳倦过度,气血衰少,气血两虚,气虚则清阳不展,血虚则脑失所养,发为本病。《灵枢·口问》曰:"上气不足,脑为之不满,耳为之苦鸣,头为之苦倾,目为之眩。"《景岳全书》云:"无虚不能作眩,当以治虚为主,而酌兼其标。"

5. 痰瘀为患,缠绵反复

《丹溪心法》提出"无痰则不作眩,痰因火动"的经典理论。赵师认为,痰在高血压病发生、发展中,既是致病因素,也是病理产物。如饮食不节,嗜食肥甘厚味,致水谷不化,聚湿成痰;或久病体虚,后天亏虚,痰湿内生,或情志不遂,郁而生痰等。《三因极一病证方论·眩晕证治》论"喜怒忧思,致脏气不行,郁而生涎,涎结为饮,随气上厥,伏留阳经,亦使人眩晕呕吐";《明医指掌》载"七情郁而生痰、动火,随气上厥,此七情致虚而眩晕也"。血瘀为高血压病因病机中另一重要因素,易导致高血压病情反复,变证丛生。高血压病早期,肝肾阴虚,肝阳上亢,阴津不继,脉络不充,血行涩滞,或肝阳不清化火煎炼津血,导致瘀血内阻;或久病气虚,气不行血,血滞于内;或肾精不充,清窍失聪;元气亏虚精血乏于上承等导致血瘀形成,最终脑失所养,脑转目急;如病情日久,血压长期得不到控制,就会出现各种靶器官的损害,由此产生冠状动脉粥样硬化、心绞痛、脑动脉硬化、中风等。

在治疗上,赵师认为,调理阴阳,恢复阴阳气血之平衡是治疗目的。中医在治疗高血压病时,在辨病基础上加以辨证,二者结合,调整患者内在失调的生理功能,达到平稳降压的目的,并阻止或延缓病情及防治并发症。

(二) 治法

1. 病性病期相结合

高血压病的病位在肝肾,因发病早晚、患者年龄不同,其临床表现亦不相同。故当分清本虚与标实的主次。临床中发现,中、青年期高血压病患者,多病程较短,发病较急,常见肝郁化火,肝火上炎,肝阳上亢者亦有,故临床常用清热降火、平肝潜阳之法,如天麻钩藤饮加减。病情日久,老年高血压病患者常见肝肾亏虚、肝阳上亢,同时合并血瘀最为多见,临床常以滋阴潜阳、活血化瘀为基本治法,如赵师经验方活血潜阳方加减。

2. 明辨病理因素,分清主次

高血压病常见病理因素为风、火、痰、瘀,要辨病理性质,分清阳亢和阴虚、本虚与标实。肝风内动为主时,当平肝息风,以天麻钩藤饮加减;心肝火旺者,当清肝泻火或滋阴降火,以杞菊地黄丸、丹栀逍遥散、活血潜阳方等加减;痰浊为主者,当健脾燥湿化痰,以四君子汤、半夏白术天麻汤加减为主;血瘀为主者,当活血化瘀,常用血府逐瘀汤加减,同时考虑血瘀为继,故针对不同病因,予以补气、通络、化痰、行气、滋阴等治法。

3. 培土之本,痰瘀共治

"培土之本,痰瘀共治"是赵师治疗高血压病的独特中医经验总结。高血压病虽然以肝肾气血失调为基本病机,但临床常见典型气虚症状和体征,同时肝肾失调日久亦可导致气虚,故高血压病后期常伴有气虚证。后天之本的脾胃成为治疗高血压伴有气虚证的关键,"脾胃一调,则周身气机皆调,脾胃一健,则五脏六腑俱健",从而达到"执中州而御四旁"。临床上赵师常重用黄芪、党参、白术等健脾益气中药,以扶正固本。《景岳全书》载:"头眩虽属上虚,然不能无涉于下。盖上虚者,阳中之阳虚也;下虚者,阴中之阳虚也。阳中之阳虚者,宜治其气……阴中之阳虚者,宜补其精……然伐下者必枯其上,滋苗者必灌其根。所以,凡治上虚者,犹当以兼补气血为最。"痰瘀基本贯穿高血压病的始终,合并气虚证者尤为常见;虚、痰、瘀三者交织,导致病情反复,同时痰瘀为患成为高血压病产生心、脑、肾、眼底等并发症的重要病理因素,故临床中祛瘀化痰尤为重要。然一味化痰祛瘀疗效难达,赵师临证时常加以补气药,如四君子汤、补中益气汤等。活血药物力轻者如丹参、川芎、红花等,力较重者如莪术、三七等,力甚者如虫类药地龙、水蛭、全蝎、蜈蚣等;化痰饮常用半夏、茯苓、泽泻等;同时酌情加用理气药如川楝子、柴胡、枳壳等调理气机,气痰瘀共治,标本兼顾。

【常用方药】

活血潜阳方(经验方)

赵师在治疗高血压病时常选用经验方活血潜阳方。药物组成包括:丹参15g,潼蒺藜12g,白蒺藜12g,青葙子9g,泽泻12g,地龙12g。

【医案举隅】

案1

李某,男,69岁。

[2018年4月17日初诊] 患者头晕阵作,视物旋转,头部活动时头晕加重,腰背酸痛,面色黧黑,平素耳鸣眼花,口苦口干不欲饮,胃纳欠佳,但常有饥饿感,夜寐一般,大便日行1次,质偏软,舌淡,苔白厚腻,脉弦细。

赵师认为,该患者为眩晕之痰瘀互结、肝风扰动证。其病机为:气虚血瘀为先,再则脾虚生痰,而痰瘀互结,兼有肝风上扰。赵师抓住患者气虚血瘀的要点,治疗上以益气活血为主,佐以健脾化痰,兼以平肝息风,方以补阳还五汤化裁为主,平胃散健脾化痰,再以羚羊角粉、天麻、钩藤之属平肝息风。

处方: 白蒺藜12g,羚羊角粉0.6g,党丹参各15g,赤芍12g,苍白术各9g,怀山药12g,生黄芪30g,川芎12g,桃仁10g,红花6g,莪术15g,地龙12g,水蛭6g,青葙子12g,蔓荆子12g,川楝子12g,炙甘草12g,天麻12g,钩藤10g,石菖蒲12g。

患者服用本方5剂之后,头晕基本缓解,腻苔逐渐转清,胃部不适明显减轻。

故再以本方续进,共服1个月,巩固疗效。

案2

[2018年7月10日初诊] 患者反复头晕10余年,发病时头晕,视物模糊,腰酸背痛,下肢乏力,睡眠差,夜尿频,纳差,大便偏干。舌红有裂纹,苔薄白,脉弦细。既往高血压病史,长期服用钙离子通道阻滞剂类(CCB类)降压药物,血压控制差,未曾调整药物。

赵师认为,该患者高血压多年,头晕反复,血压不稳,辨为眩晕之肝肾亏虚、肝阳上亢证。治拟补益肝肾,平肝潜阳。方以六味地黄丸、天麻钩藤饮加减。

处方: 生地12g,熟地12g,山茱萸12g,补骨脂15g,益智仁12g,桑寄生12g,徐长卿15g,防己9g,独活9g,丹参15g,黄芪30g,川芎9g,红花6g,莪术15g,天麻15g,钩藤9g,牛蒡子12g,泽兰12g,夜交藤30g,合欢皮30g,柏子仁15g,酸枣仁15g,淮小麦15g,柴胡9g,炙甘草15g,川楝子12g。14剂。

服药后头晕好转,仍有睡眠不足,梦多,口干,舌红苔薄白,脉弦。原方加麦冬15g、天花粉15g、黄芩9g。14剂后病情稳定。

(曹会杰,罗家祺)

高脂血症: 脏腑功能失调为本

高脂血症是体内脂类代谢紊乱,导致血脂水平增高,并由此引发一系列临床病理表现的病症。一般成年人空腹血清总胆固醇>5.72 mmol/L或三酰甘油>1.70 mmol/L或高密度脂蛋白<0.91 mmol/L,即可诊断为高脂血症。大量研究表明,高脂血症可引发多种疾病,与脑梗死、心肌梗死、心脏猝死、糖尿病、高血压、脂肪肝等的发病有着密切关系,是形成冠心病的主要因素之一。避免高脂血症的危害主要有三大防治原则:①改变饮食习惯,提倡科学合理的饮食结构;②建立良好的生活习惯,提倡健康的生活方式;③及时应用药物进行系统治疗。

高脂血症的病位主要归于心、肝、脾、肾四脏,脏腑亏虚是病变之本,整个发病过程从脏腑亏虚,气血阴阳失衡,气机阻滞,津液生成或输布障碍,到膏质浊脂落积,化生痰湿浊瘀,阻滞脉络,酿热生毒,再到损伤脏腑气血阴阳为病。故痰饮瘀阻是疾病之标,脏腑功能失调是疾病之本。

【辨治经验】

（一）病因病机

1. 心脉瘀阻，血运滞缓

心主血脉，是气血运行的原动力，通过中焦脾胃运化所生成的气血等精微营养物质，需经过血脉运行而到达周身，因此血脉是机体营养物质输转的重要媒介之一。脉为血府，是血液储存的场所及运行的通道，当血运无力，则脉行缓滞，停而为瘀，或脉管破损，固摄失权，血溢脉外而为瘀。痰瘀互结，沉积血府，脉道失畅，血运阻滞，是高脂血症发生发展的病变核心，亦是临床众多心脑血管疾患的必然转归，有研究认为这也是机体逐渐衰老的发生机制之一。

2. 肝郁气滞，疏泄不及

肝主藏血，内寄魂魄，以养神明，是保障中焦运化正常的重要条件，是保持气机通畅，促进消化吸收，维持代谢正常的保障之一。疏泄和调畅全身气机是肝的主要生理作用，从而推动血和津液的化生和代谢，因肝郁气滞，疏泄不及，气机不畅，进而影响脾胃消化吸收和体内合成代谢，生成病理性痰湿或瘀血，可致脉络壅塞。津液不归正化，痰湿变为脂浊，血液生成瘀滞，痰湿瘀阻形成本病。

3. 脾运失健，聚湿生痰

脾主运化水谷、布升精华，以及参与血液化生及统摄，参与和调节三大营养物质的代谢及血液循环，体现在气血津液的合成及代谢过程中，具有运化、升清及散精的功能，是机体能量化生的源头，脾将食物消化为气血精微，在肝肺的调节转运作用下，经心的推动，随血液而运至周身。脾运化失职，不能分清泌浊，痰湿内聚而为病。

4. 肾元精亏，根虚不固

肾为先天之本、元气之根，肾脏的气化功能在这一过程中能发挥着至关重要的作用。膏脂属津液的一部分，在生成、输转、利用及储存等方面与肾脏的功能密切相关。肾气不足，气化失司，则水液不能代谢排泄，蓄积于体内，聚湿成痰饮。正常情况下，脾肾气旺，能够温煦、运化和推动脏腑的生理功能，有利于津液、膏脂的正常输布、转化、利用和排泄。若因年老体弱，或禀赋不足，或久病、房室过度，使脾肾亏虚，肾阳不足，易致津液、脂质的代谢失常，则膏脂的转化、利用减少，而积于血中。

(二) 治法

1. 健脾益气，调节脏腑功能

赵师认为，健脾的重点在于通过健脾益气恢复脾的运化功能，从而恢复气血津液的正常化生和转运，防止痰饮浊脂的生成，同时通过健脾益气，为其他脏腑功能的强健提供源源不断的营养物质之本。《中藏经》也说："胃气壮，则五脏六腑皆壮也。"赵师强调人以胃气为本，胃气之盛衰关系到人体健康，故有"得胃气则生，失胃气则死"之说。盖脾胃为后天之本，胃气强，则运化功能亦强、机体气血生化有源；胃气弱，则运化功能亦弱，机体气血生化乏源。《黄帝内经》将脾胃归属于五行中的"土"，并认为土为万物生长的根本。同时，胃为"仓廪之官"，不论是饮食养生或药石治病，都要通过胃的受纳腐熟作用，胃气衰败，百药难施。因此赵师在调治五脏疾病中，除了辨证施治外，均要注意顾护脾胃，即不用刚补之剂使阳土太过，亦不妄用阴柔滋腻之剂有碍阴土。

2. 疏肝理气，恢复气机升降

肝是保持气机通畅，促进消化吸收，维持代谢正常的保障之一，又可调节精神情志活动。赵师在临床上多采用疏肝理气、清肝养阴、疏肝理脾等法，重点以恢复气机升降；补肾则根据病变具体情况而采取补助肾阳、肾阴、肾气、肾精等法治疗。因长期饮酒所致酒精性脂肪肝、高脂血症，湿浊内生，伤及脾气，治疗时应在调肝健脾基础上酌情加用郁金、枳实、栀子等；肥胖者兼有高脂血症，脾肾亏虚者，治疗应以调补肝肾为主，酌加决明子、山楂、泽泻、荷叶；糖尿病兼有高脂血症者，多脏腑损伤在前，治疗当先辨脏腑阴阳，酌加生地、葛根、天花粉、沙参等。

【常用方药】

(一) 常用药对

1. 山楂、葛根、决明子

山楂，《日用本草》言其可"化食积，行结气，健胃宽膈，消血痞气块"，可知山楂不但能消食化积，还能行气活血起到"消血痞气块"的功效。《食鉴本草》亦明确提出其能"化血块，气块，活血"三大功效。现代研究亦证实，山楂富含总黄酮、三萜酸、植物甾醇、果胶五糖等多种活性物质，可通过调控多种脂肪代谢酶的机制调节血脂。赵师认为，可通过健运脾胃，肃清肠胃积滞，通过血脂的内生循环途径降低血脂，从而起到消痰浊、行瘀滞之用，直接起到降血脂的作用。赵师习惯使用生品即生山楂,配伍决明子、葛根等,调节血脂作用较佳。

2. 绞股蓝、泽泻、泽兰

绞股蓝,归肺、脾、肾经,能消炎解毒、益气健脾、止咳祛痰,主治高血压、高脂血症、高血糖、脂肪肝等。泽泻、泽兰都能利水退肿,泽兰还能活血且补中不壅滞,行气而不会太过猛,泽泻利水渗湿,性平和。三者同用,既行水利湿,以助气化,杜绝生痰生浊,又可避免因水湿驱逐太过滋生瘀血之嫌,适用于高脂血症早期。高脂血症后期瘀滞较重者多配伍丹参、桃仁、红花等加强活血。

(二) 常用方剂

1. 健脾调脂方(张镜人《中华名中医治病囊秘·张镜人卷》)

组成包括:太子参9g,白术9g,制半夏6g,陈皮6g,泽泻、丹参、山楂各9g,玄明粉3g,荷叶15g。功能为健脾化痰,消积导滞,活血化瘀,降脂减肥。主治高脂血症、肥胖病、脂肪肝、痰湿型闭经、脂溢性皮炎等。

脾胃为仓廪之官,在体为肌,开窍于口,胃主受纳,腐熟水谷,脾主运化,输布精微,升清降浊,为气血生化之源。然平素饮食失节,过食甘肥之品,久则困扰脾胃,必致运化乏力,输布失职,饮食不化精微所成痰湿,脂肪壅阻,形成躯体肥胖。方中以太子参补益太阴,升清降浊;玄明粉泄利阳明,推陈致新;白术合泽泻以行水渗湿;半夏配陈皮,除痰理气;丹参活血调营;山楂清积行滞;荷叶出污泥而不染,升清阳而减肥。

2. 调脂清脉灵方(《食疗本草》)

组成包括:葛根15g,生山楂15g,决明子20g。功能为健脾化痰,消积导滞,降脂减肥。

葛根为常用中药,辛平无毒,《食疗本草》记载可蒸食,中医用于祛风解表。通过化学、药理学和临床研究,证明葛根具有多方面的治疗功效,其应用范围远超出原来中医中药书籍上的记载。大剂量葛根素及其复方均能明显降低血清总胆固醇。生山楂、决明子既是中药,也属食物,降血脂作用已分别得到充分肯定。葛根、生山楂、决明子联合应用,通过降低血脂,同时提高抗动脉硬化指数,具有一定的抗动脉硬化作用,这对防治动脉硬化性心脑血管疾病也是有益的。

3. 二陈汤(《太平惠民和剂局方》)

组成包括:半夏、橘红、白茯苓、炙甘草。功能为燥湿化痰,理气和中。

方中半夏辛温性燥,善能燥湿化痰,且又和胃降逆,为君药。其用有三:一者辛燥而除湿痰;二者降逆以止呕恶;三者散结以消痞满。橘红为臣,既可理气行滞,又能燥湿化痰。君臣相配,寓意有二:一为等量合用,不仅相辅相成,增强燥湿化痰之力,而且体现治痰先理气,气顺则痰消之意;二为半夏、橘红皆以陈久者良,而无过燥之弊,故方名"二陈"。此为本方燥湿化痰的基本结构。佐以茯苓健脾渗湿,渗湿以助化痰之力,健脾以杜生痰之源。鉴于橘红、茯苓是针对痰因气滞和生痰之源而设,故二药为祛痰剂中理气化痰、健脾渗湿的常用组合。煎加生姜,既能制半夏之毒,又能协助半夏化痰降逆、和胃止呕;复用少许乌梅,收敛肺气,与半夏、橘红相伍,散中兼收,防其燥散伤正之虞,均为佐药。以甘草为佐使,健脾和中,调和诸药。

4. 代茶饮方

如六堡茶、茯茶。还可选用牛蒡子、决明子、丹参、苦丁茶、绞股蓝等单味茶饮。

古代文献中有通过多味中药或单味中药代茶饮调节血脂的论述,传统茶饮如六堡茶、茯茶以及单味中药茶饮如牛蒡茶、决明子、丹参、苦丁茶、绞股蓝茶等都可改善血脂水平。临床亦有不少研究者认为,中国特有的茶饮文化,对血脂异常具有十分重要的作用。首先,茶饮本身具有一定的清肠化滞的作用,可以调节肠道脂质的代谢吸收,从而影响血脂水平;其次,饮茶习惯可以人为调节膳食结构,减少其他食物摄入,特别是脂质食物的摄入,从而降低血脂水平;最后,丰富的茶道养生,强调心平气和,注重精神内守,调整情志因素,从而调节血脂。

【医案举隅】

案 1
孙某,女,78 岁。

[2018 年 9 月 14 日初诊] 患者时有胸闷,喜叹息,偶有胸口气憋,颈麻颈肩部僵,夜晚口干,口腔溃疡反复发作,胃纳一般,夜寐欠安,二便调。舌苔黄,中部薄腻,质暗,脉细滑数。

赵师认为,该患者为痰浊之痰瘀阻络、心脉失养证。其基本病机为痰瘀停聚部位在心,痰瘀阻络,心脉痹阻。治疗上当以养心通脉、活血化痰为法。擅用山楂、决明子、瓜蒌皮、葛根等化痰降脂。

处方: 潞党参 15 g,丹参 15 g,太子参 10 g,大麦冬 10 g,茯苓 10 g,炙甘草 3 g,川芎 10 g,桃仁 9 g,红花 9 g,葛根 15 g,决明子 12 g,生山楂 12 g,朱砂仁 3 g,鸡血藤 15 g,夜交藤 20 g,瓜蒌皮 10 g。

[2018 年 9 月 28 日二诊] 患者服用 14 剂后自觉效果佳,继服上药至今,偶有心胸发闷,夜半后早醒,醒后不易再睡,梦多,大便正常,稍有尿频,口腔仍有溃疡,复查血脂较前改善,心电图示房颤及早搏发作频率减少。

原方加生蒲黄 10 g(包煎)、酸枣仁 15 g、川百合 12 g、知母 10 g,改生山楂 15 g、决明子 20 g。服用 14 剂后口腔溃疡已愈,夜寐安,其余症状均明显缓解。

案 2

[**2019 年 3 月 8 日初诊**] 患者单位体检发现血脂高于正常(具体不详),B 超提示中度脂肪肝,偶有耳鸣,血压偏低,一般在 100/60 mmHg 左右,食寐可,二便正常,形体偏胖,自觉无其他特殊不适。自诉自幼体弱,平素饮食睡眠不规律,好烟酒,每日 1 包烟,每日 100~200 ml 白酒,约 20 余年。舌质暗红,苔黄薄腻,细弦滑。

赵师认为,本例患者仅以脂肪肝、血脂异常为主诉,无其他心脑血管损害的表现,纵观整个病史,貌似没有众多临床症状可考,但四诊合参,细察仍可发现其痰瘀之象。首先,患者形体肥胖,多有膏脂内聚,即古人云"肥人多痰",脉象滑亦是痰湿内聚之征;其次,结合患者自幼体弱,平素好烟酒,熬夜,脉象弦,又有耳鸣症状,当属痰浊之肝肾亏虚、痰浊瘀滞之证。其病机为肝肾亏虚,则阴虚火旺,又炼津成痰,壅滞气机,终致气血不畅而痰浊滞。治疗上以滋补肝肾、化痰行瘀为法。

处方: 制首乌 12 g,制黄精 12 g,鬼箭羽 15 g,炙僵蚕 10 g,泽泻 15 g,生山楂 15 g,荷叶 15 g,决明子 15 g,海藻 15 g,桑寄生 15 g,炙女贞子 10 g。

[**2019 年 3 月 29 日二诊**] 服药 14 剂后,自觉耳鸣止,面部油脂分泌较前减少,头皮油腻较前好转,大便较前增多,日行两次,苔黄薄腻,质红,脉弦滑。

原方继进,调整治疗 3 月余,复查血脂基本恢复正常,配合饮食及运动,体重较前减轻 10 kg。

(丁茜)

第三章
医案选录

冠心病（胸痹）

案1 夏某,女,51岁。

初诊（2018年9月21日）

主诉： 反复胸闷胸痛2年余。

病史： 患者2年来反复胸闷胸痛,心悸,汗多,寐差,善太息,口苦口干,易疲劳,常有嗳气反酸,大便日行1次,夜尿4～5次,双下肢略浮肿,头晕头昏,动则气促,长期耳鸣,四肢畏寒。舌尖红,苔薄,脉细。

诊断： 西医诊断:冠心病。中医诊断:胸痹(气虚血瘀,肝肾不足)。

治法： 活血化瘀,理气通络,养心安神。

处方： 党参15g,丹参15g,赤芍12g,生黄芪30g,当归12g,葛根15g,苦参15g,毛冬青15g,川芎9g,红花6g,桃仁9g,地龙12g,水蛭6g,郁金12g,柴胡9g,枳壳12g,八月札12g,藤梨根12g,麦冬15g,天花粉15g,合欢皮30g,夜交藤30g,柏子仁15g,酸枣仁15g,茯神15g,远志12g,淮小麦15g,石菖蒲12g,川楝子12g,肉桂6g,黄连12g,炙甘草15g。7剂。

患者服用上方后诸症改善,再进14剂以巩固疗效。

[按语] 赵师认为,气虚血瘀证的治疗应该抓住补气益气、化瘀活血这两个环节。纯用补气药恐瘀血难以顿挫;仅用活血化瘀则气更虚、瘀更滞。因此,应该扶正之中寓化瘀之法,补气化瘀并用。王清任根据《黄帝内经》"行不足者温之以气""血实者宜决之""气虚者宜掣引之"的原则,在治疗气虚血瘀证方面采取活血与补气并举的方法,创立补阳还五汤,赵师甚为推崇。赵师常取川芎、桃仁、红花三药联

用以活血化瘀，颇有心得。川芎，辛散温通，既能活血，又能行气，为"血中气药"；桃仁，性平，味苦、甘，功擅破血行瘀；红花，行血而不动血且养血。

（纪翠霞）

案2
郭某，女，63岁。

初诊（2020年4月17日）

主诉：胸前区刺痛2日。

病史：胸前区刺痛，时有胸痛，较前缓解，目前时有咳嗽咳痰，痰量少，痰黏，头晕，血压稳定，时有心悸，神疲乏力，夜寐不安。舌质淡胖，舌质紫暗，苔薄腻。

诊断：西医诊断：冠心病心绞痛。中医诊断：胸痹（气虚血瘀）。

治法：益气活血，理气通络，养心安神。

处方：党参15g，红景天15g，川芎9g，首乌藤30g，合欢皮30g，茯神12g，川楝子12g，赤芍12g，淮小麦15g，紫石英15g，苦参15g，葛根15g，麦冬15g，毛冬青15g，石菖蒲12g，柴胡12g，当归12g，黄连9g，金荞麦12g，桔梗6g，鲜石斛15g，龙齿30g，桂枝12g，青葙子9g，郁金12g，红花6g，地龙12g，丹参9g，黄芩12g，木蝴蝶12g，徐长卿15g，牛蒡子9g，泽兰12g，炙甘草12g，夏枯草15g，瓜蒌皮15g，八月札12g，黄芪30g，远志12g。14剂。

二诊（2020年4月28日）

患者诉服上方后诸症改善，唯觉近来夜寐欠安。予原方加用柏子仁15g、酸枣仁15g，再进14剂。

[按语] 赵师认为胸痹之证，其病在心，病机为阳微阴弦，指出其特点为本虚标实，虚者为气血阴阳亏虚，实则多由痰火扰心，水饮凌心，瘀血阻脉，血脉运行不畅所致。本案中，赵师予党参益气补脾，黄芪补心气，《医学衷中参西录》认为黄芪能"补气，兼能升气，善治胸中大气（即宗气）下陷"；瓜蒌皮宽胸开结，石菖蒲化痰降逆，两者合用则痰饮得除，胸阳振奋，血脉通畅，心血充足则心有所养；川芎、丹参、活血化瘀使心脉通畅，悸动自止；桂枝温通经脉，可助阳化气，瘀通络畅，以益气活血，通络化瘀。在临证中，赵师喜用毛冬青、苦参等清热解毒药，对于痰瘀互结、瘀血化热者，配合活血通络药物，在心悸治疗中多可取效。另《本草纲目》记载紫石英有安惊悸、定魂魄作用，亦是赵师喜用之品。患者夜寐不安，故加用龙齿、酸枣仁等镇心安神之品，妙在合用夏枯草、青葙子以奏清肝平肝止晕之效。本方标本兼顾，诸药共奏益心气、通心阳、健脾胃、化痰浊、通络脉、活血养心安神之效。赵师特别叮嘱，患者应放松心情，少食多餐，不宜过饱，低糖少油，保持大便通畅，平素注意防寒保暖。

（葛华迅）

案3
付某,男,56 岁。

初诊(2019 年 7 月 16 日)

主诉:反复心悸胸闷多年。

病史:患者既往 2 次心肌梗死病史,PCI 病史 1 次,支架植入 1 枚。此后患者反复胸闷心悸,动则汗出,精神不振,头晕,喉间有痰,睡眠差,胃纳一般,二便尚调。舌暗红,苔薄白腻,脉沉。

诊断:西医诊断:冠心病 PCI 术。中医诊断:胸痹(气阴两虚,痰瘀互结)。

治法:益气养阴,活血化瘀,祛痰通络。

处方:生晒参 6 g,赤芍 12 g,炒白术 9 g,黄芪 30 g,葛根 15 g,苦参 15 g,茶树根 15 g,毛冬青 15 g,地锦草 15 g,桂枝 12 g,瓜蒌皮 15 g,川芎 9 g,红花 6 g,桃仁 9 g,莪术 15 g,天麻 15 g,麦冬 15 g,南沙参 15 g,瘪桃干 9 g,五味子 9 g,柴胡 9 g,八月札 9 g,地龙 12 g,郁金 12 g,降香 9 g,合欢皮 30 g,远志 12 g,茯神 12 g,淮小麦 15 g,川楝子 12 g,炙甘草 15 g。7 剂,水煎服,每日 2 次,口服。

二诊(2019 年 7 月 24 日)

患者四肢乏力,动则汗出,头晕不明显,胸闷未再发作,气短,大便少,排便不畅,痰仍有。舌暗红,苔薄白腻,脉沉。原方加补骨脂 15 g、肉苁蓉 15 g、石菖蒲 12 g。14 剂,水煎服,每日 2 次,口服。

三诊(2019 年 8 月 10 日)

患者目前无明显胸闷、心慌、胃脘不舒,睡眠一般,大便略改善。舌红黯,苔薄白,舌边有齿痕,脉沉。上方基础上加藤梨根 15 g、水蛭 6 g、酸枣仁 9 g、麻仁 15 g。14 剂,水煎服,每日 2 次,口服。

四诊(2019 年 8 月 25 日)

诸症好转,舌稍红,边有齿痕,脉沉。上方去生晒参,改太子参 15 g,余守方治疗。14 剂。

[按语] 赵师认为,冠心病心肌梗死多为饮食肥甘、喜烟嗜酒、过度劳累、情绪紧张等病因导致心脉郁滞闭阻。心肌梗死急性期导致心阳暴脱,现代医学虽行 PCI 术,开通瘀阻血管,挽救生命,但心脉再通后的灌注不足,心肌梗死导致慢性心力衰竭、心律失常、血管再次狭窄等问题不能得到很好解决,并且一些心脏症状长期反复影响患者质量。赵师认为,冠心病 PCI 术后,属本虚标实,本虚多以气虚为主,标实多见瘀血,常伴痰浊、气滞、寒凝等。同时气虚日久,会出现阴阳精血亏虚,损及肝肾。故 PCI 术后患者常见气虚血瘀症状,如胸闷隐痛,心慌汗出,神疲乏力等,同时伴有口干失眠,头晕不适,喉间有痰,畏寒怕冷等阴虚、阳虚症状。本案患

者有 2 次心肌梗死病史,1 次 PCI 术病史,心气亏损,气虚则心失所养;气虚痰瘀内阻,阻碍胸阳,则见胸闷心慌,乏力,有痰;气失统摄,则汗出为甚;心神失养,则失眠多梦。故以扶正祛邪、通补兼施为基本治法,标本兼顾。初诊以人参大补元气,以生脉饮补气养阴;合瘰桃干敛汗;以桃仁、红花、川芎、莪术、降香、地龙、郁金活血化瘀;桂枝、瓜蒌,取瓜蒌薤白桂枝汤之意,通阳泄浊,理气宽胸;葛根、苦参、茶树根、毛冬青、地锦草,祛心脉之瘀毒,控制心率,缓解心悸不适;佐以远志、茯神、合欢皮等养心安神,柴胡、八月札疏肝和胃,鼓舞胃气,诸药相合,标本兼治。二诊时患者主症好转,兼症仍有,同时有便少、气短之象。赵师认为,胸痹日久,脏燥阴亏,肾气不足,精血亏虚,肾不纳气故气短,肾精不足,肠道失润则大便不畅。故以补骨脂、肉苁蓉补肾益精,润燥滑肠,石菖蒲化痰。三诊时患者病情明显改善,但胃脘不适,睡眠差。故以藤梨根护胃,酸枣仁安神,麻仁通便,水蛭祛瘀通络。四诊时患者症状基本稳定,故去人参,改为太子参补气,巩固治疗。整个疗程,方药切中病机,随诊中兼顾他证,主次分明,效如桴鼓。

(曹会杰)

案 4

孙某,女,76 岁。

初诊(2019 年 9 月 3 日)

主诉:反复胸闷心慌加重 1 周。

病史:1 周前患者因支原体肺炎住院治疗,予抗感染治疗后咳嗽症状好转,但出现胸闷心慌加重、气短,无胸痛、晕厥。有"冠心病 PCI 术后、起搏器植入术后"病史。刻下:胸闷心慌,气短,头晕,干咳痰少,胃纳一般,夜寐差,二便调。舌红,苔薄白腻,有裂纹,脉弦。

诊断:西医诊断:冠心病 PCI 术后。中医诊断:胸痹(气虚血瘀)。

治法:益气活血,化瘀通痹。

处方:生晒参 5 g,红景天 15 g,丹参 15 g,生黄芪 30 g,葛根 15 g,苦参 15 g,茶树根 12 g,毛冬青 15 g,桂枝 12 g,瓜蒌皮 15 g,川芎 9 g,红花 6 g,葶苈子 18 g(包煎),合欢皮 30 g,酸枣仁 15 g,炙远志 12 g,淮小麦 15 g,柴胡 9 g,佛手 9 g,八月札 12 g,金荞麦 12 g,石菖蒲 12 g,紫石英 15 g,夜交藤 30 g,炙甘草 9 g。14 剂。

二诊(2019 年 9 月 17 日)

服药后患者诸证减轻,续方 14 剂。

[按语] 此案患者为心气亏虚,气血运行不畅,瘀血内生,痹阻胸阳所致。赵师以生晒参、红景天、生黄芪大补元气,使气旺则血行;配以丹参、川芎、红花等活血之品,使气血运行通畅;佐以瓜蒌皮、桂枝等宽胸散结,淮小麦、酸枣仁、合欢皮、炙

远志等养心安神,柴胡、佛手、八月札调畅气机,使补而不滞。

(曹阳)

案5 李某,女,79 岁。

初诊 (2019 年 10 月 11 日)

主诉: 胸闷心慌 6 年余,加重 1 周。

病史: 胸闷心慌时作,偶有心前区刺痛,外院冠脉 CT 提示多发钙化及斑块,心烦失眠,夜间出汗,动则气促,畏寒怕冷,多有白黏痰,口干,大便每日 2 次,质黏,胃纳一般。既往阵发性房颤病史 6 年,室上速病史,曾行射频消融术。舌红,苔薄,脉沉细。

诊断: 西医诊断:冠心病,房颤。中医诊断:胸痹合并心悸(气阴两虚,心脉瘀阻)。

治法: 益气养阴,化痰祛瘀。

处方: 党参 15 g,丹参 15 g,赤芍 12 g,黄芪 30 g,炙鳖甲 12 g,麦冬 15 g,天花粉 15 g,葛根 15 g,苦参 15 g,茶树根 12 g,毛冬青 15 g,地锦草 15 g,川芎 9 g,红花 6 g,桃仁 9 g,桂枝 12 g,茯苓皮 18 g,瘪桃干 15 g,合欢皮 30 g,夜交藤 30 g,柏枣仁各 9 g,茯神 15 g,制远志 12 g,石菖蒲 12 g,淮小麦 15 g,煅牡蛎 30 g,川楝子 12 g,炙甘草 15 g,鲜石斛 15 g。14 剂,水煎服。

二诊 (2019 年 10 月 25 日)

胸闷气促基本缓解,乏力改善,盗汗不显,睡眠好转,自汗仍有,双下肢轻度浮肿,舌红,苔薄,脉沉。原方改柏子仁 15 g。7 剂,水煎服。

三诊 (2019 年 11 月 1 日)

诸症好转,目前仍有汗出,加糯稻根 15 g。14 剂。

四诊 (2019 年 11 月 15 日)

患者胸闷,无心慌,凌晨 4 点仍有汗出,睡眠一般,大便黏,口干。舌红,苔薄白,脉沉。上方加地骨皮 15 g、南沙参 15 g、肉苁蓉 15 g,改柏子仁 30 g。14 剂。

五诊 (2019 年 11 月 29 日)

无明显胸闷,大便不爽,睡眠及夜间汗出好转。舌稍红,中有裂纹,苔薄腻,脉沉细。上方加制川军 12 g。14 剂。

六诊 (2019 年 12 月 13 日)

偶有心慌,矢气多,排便不畅,不成形,每日 2 次,夜寐欠安,盗汗,乏力。舌红,有裂纹,苔薄白,脉沉细。上方瘪桃干改 18 g。14 剂。

七诊（2019 年 12 月 27 日）

偶有心悸,仍有胃肠胀气,睡眠如前,汗出好转,口干缓解。舌红,苔薄白,脉沉。上方去制川军、煅牡蛎,加郁李仁 9 g,珍珠母 30 g。14 剂。

八诊（2020 年 1 月 10 日）

诸症好转,去地骨皮,维持治疗。14 剂。

[按语]《金匮要略》将胸痹病机归结为阳微阴弦。赵师将冠心病(胸痹)本虚分为气虚、阴虚、阳虚,标实分为痰浊、瘀血、气滞、寒凝,本虚标实又可相互夹杂合而为病。心悸为病,脏腑虚损为本,气滞、痰瘀为标,与胸痹有相合之处,二者常合而为病,同为心系病证。本案患者胸痹合并心悸,病程日久,气阴亏虚,痰瘀互结,心神失养,致心脉瘀滞。故首诊时定基本治法为益气养阴,化痰祛瘀,以赵师益气活血通络方合养心安神方为基础(桃仁、红花、川芎、赤芍、黄芪、丹参、远志、茯神、酸枣仁、夜交藤等),加化痰、敛汗诸药治疗。二诊时患者病情缓解,守方加柏子仁养心安神。三诊、四诊时患者汗出明显,结合舌脉及汗出特点,赵师考虑为阴虚盗汗,予糯稻根敛汗,地骨皮清虚热,南沙参养阴,同时加大柏子仁剂量以安神。再诊时患者病情基本稳定,但大便不畅,先取制川军缓泻之意,后加郁李仁润肠通便,余随症而施,终正气得复,心脉得畅,病情好转。

（顾昳赟）

案 6
卞某,女,51 岁。

初诊（2019 年 12 月 13 日）

主诉：反复胸闷心悸 6 年。

病史：患者反复胸闷心悸已达 6 年,心前区疼痛时有针刺感,痛时牵及左肩背,伴汗出胸闷,时有自汗,以胸部为甚,畏寒,气短,纳差,便溏。经上海市某三甲综合性医院诊断为"冠心病,不稳定型心绞痛"。患者形体肥胖。既往有高血压病史。舌淡稍紫,脉沉细。

诊断：西医诊断:冠心病,不稳定型心绞痛。中医诊断:胸痹(胸阳不振,痰瘀互结,脉络痹阻)。

治法：宣痹通阳,化痰通络。

处方：瓜蒌薤白半夏汤加减。全瓜蒌 15 g,薤白 10 g,法半夏 9 g,茯苓 12 g,决明子 30 g,丹参 18 g,川芎 10 g,红花 6 g,泽泻 15 g,佛手 10 g,木香 10 g,太子参 15 g,山楂 30 g,茵陈 18 g。14 剂。

二诊（2019 年 12 月 27 日）

服上方后,胸闷背痛均见减轻,时有心慌,饮食二便无特殊变化。舌暗,苔薄黄,脉弦滑。治拟宣痹化痰,活血通络。

处方：瓜蒌薤白半夏汤加减。全瓜蒌 12 g,薤白 7 g,茯苓 18 g,法半夏 9 g,陈皮 10 g,枳实 10 g,丹参 24 g,川芎 9 g,鸡血藤 18 g,降香 10 g,泽泻 18 g,决明子 30 g,怀牛膝 18 g,红花 15 g,炙甘草 15 g。14 剂。

三诊（2020 年 1 月 10 日）

胸闷胸痛大减,心绞痛发作次数减少,血压稳定。原方加太子参 10 g、大红枣 15 g。14 剂以巩固疗效。另加三七粉,早晚各 1 g 吞服。

[按语] 《医门法律》说:"胸痹总因阳虚故阴得乘之。"本例患者由于胸阳不振,痰瘀交阻,故以胸闷胸痛为主症;阳气不能卫外而见畏寒而汗。舌脉与病机相符。治拟瓜蒌薤白半夏汤辛温化痰通络为主。胸痹一证,本虚而标实,平时调以治本为主,补而兼通,急时治标以通为主,标本兼顾。遂配以陈皮、茯苓、半夏、泽泻、茵陈化痰除湿,佛手、木香、枳实、降香行气解郁,丹参、川芎、红花、鸡血藤、山楂、降香活血化瘀通络,太子参扶正益气以起推动作用。全瓜蒌功效甚佳,擅散结开胸、祛痰,能除胸中垢腻之物,为胸痹证常用之药。三七粉,长期服用对降血脂、消除动脉硬化粥样斑块、改善症状,有促进作用。综合上述方药化痰活血、通络宣痹之功效,故痰瘀渐消,气血得以通畅,诸症渐愈。

（吴强）

案 7
杨某,女,55 岁。

初诊（2018 年 11 月 9 日）

主诉：反复胸痛胸闷伴心悸 1 年,加重 1 周。

病史：1 年前患者受寒,生气后出现胸痛胸闷伴心悸乏力,活动后加剧伴气急,经中西医药物治疗后症状缓解。1 周前天气突然转冷,患者生气后再次出现胸痛胸闷,伴心悸、乏力、心急,活动后加剧。自服麝香保心丸症状稍缓解,但仍觉不适。刻下:胸闷、胸痛如窒,心悸,全身乏力,动则气急,喜叹息,面色黄少光,神情抑郁,四肢不温,畏寒。舌质紫暗,苔白滑,脉弦紧细。

诊断：西医诊断:冠心病。中医诊断:胸痹心痛(气滞血瘀,兼有寒凝之证)。

治法：活血化瘀,通阳宣痹。

处方：黄芪 30 g,党参 15 g,麦冬 12 g,丹参 15 g,葛根 12 g,桂枝 6 g,瓜蒌皮 15 g,川芎 9 g,三七粉 2 g,炙甘草 15 g,红花 9 g。14 剂。

二诊（2018 年 11 月 23 日）

患者自诉症状明显缓解。原方 14 剂,并予以健康处方。嘱注意起居饮食,精神调摄,保暖防寒,予穴位保健按摩。

[按语] "心痹者,脉不通","不通则痛"而呈现胸痹心痛症状。本案患者的症状正符合此病机。治疗上拟通阳宣痹,益气养阴补虚,活血化瘀,豁痰祛邪。方中以黄芪补气升阳,党参补中益气,麦冬养阴润肺,丹参凉血消痈,葛根生津止渴,桂枝温经通脉,瓜蒌清热化痰、利气宽胸,川芎活血行气,三七化瘀止血,甘草调和药性,红花祛瘀止痛。

(吴强)

案8
李某,男,60岁。

初诊(2020年6月2日)

主诉: 反复胸闷心慌伴气急5年,加重1周。

病史: 5年前患者劳累后出现胸闷心慌,伴气急,反复发作。既往有高血压病史10余年,血压控制在140/90 mmHg。近1周来患者自觉胸闷心慌加重,气急,不能平卧,双下肢浮肿。于我院查pro-BNP 4 000 pg/ml,胸部CT示心影增大,TnI 0.1 ng/ml。诊断为"高血压性心脏病 慢性心功能衰竭",予利尿剂后气急稍好转。刻下:胸闷心慌,气急,双下肢浮肿,恶心,自汗,胃纳可,夜寐安,二便调。舌红,苔薄白,脉弦涩。

诊断: 西医诊断:高血压性心脏病,慢性心力衰竭,心功能Ⅲ级。中医诊断:胸痹(气虚血瘀,痰瘀交阻)。

治法: 益气活血,化痰通络。

处方: 党参15 g,丹参15 g,太子参15 g,红景天15 g,黄芪30 g,苍白术各9 g,川芎9 g,红花6 g,桃仁9 g,茶树根15 g,毛冬青15 g,柴胡9 g,枳壳9 g,地龙12 g,水蛭6 g,葶苈子18 g(包煎),补骨脂15 g,淫羊藿15 g,麦冬15 g,南沙参15 g,川楝子12 g,炙甘草15 g。14剂。

二诊(2020年6月16日)

服药后患者诸症减轻,续方14剂。

[按语]《素问·藏气法时论》曰:"心病者,胸中痛,胁支满,胁下痛,膺背肩胛间痛,两臂内痛。"《金匮要略·胸痹心痛短气病脉证治》认为心痛是胸痹的表现,"胸痹缓急",即心痛时发时缓为其特点。本案患者心气亏虚,瘀、痰皆有,组方重用黄芪、党参、太子参以温补阳气,川芎、红花、桃仁、地龙、水蛭等活血化瘀,葶苈子泻肺平喘消肿,佐以养阴理气之品。

(曹阳)

案 9

初诊 (2020 年 3 月 13 日)

主诉: 偶发胸闷心悸 1 年余。

病史: 有"心律失常,室性早搏"史多年,偶有胸闷心慌发作,活动后明显,近期时有咳嗽咳痰,喉中有痰,黏而咳不出不爽,偶头晕,出汗减少,纳可,夜寐尚安,二便调。患者既往有高血压病史,长期口服降压药物,血压控制可。舌淡红,苔薄白,脉沉细。

诊断: 西医诊断:冠心病。中医诊断:胸痹(气虚血瘀)。

治法: 益气活血化瘀。

处方: 丹参 15 g,党参 15 g,山药 12 g,炒白术 9 g,赤芍 12 g,黄芪 30 g,莪术 15 g,天麻 12 g,葛根 15 g,苦参 15 g,补骨脂 15 g,山茱萸 9 g,当归 12 g,地龙 12 g,水蛭 6 g,全蝎 3 g,合欢皮 30 g,茯神 15 g,淫羊藿 15 g,葶苈子 18 g,麦冬 15 g,南沙参 15 g,生晒参 5 g,鲜石斛 15 g,毛冬青 15 g,三七粉 2 g,炙甘草 15 g。14 剂。

二诊 (2020 年 3 月 20 日)

胸闷好转,仍有咳嗽,舌红,苔中根薄黄腻。原方加金荞麦 15 g、石菖蒲 12 g。7 剂。

三诊 (2020 年 3 月 27 日)

诸症悉除,舌红,苔中根薄白,脉沉。原方继进 14 剂。

[按语] 赵师认为,心与脾胃联系紧密,在经脉关系上,二者以脾胃之支脉、大络、经筋紧密相连;在气化关系上,脾主运化,胃主受纳,脾主升清,胃主降浊,为气血生化之源,心脉之气血盈亏实为脾胃之盛衰所决定,"百病皆由脾胃衰而生也"(李杲《脾胃论》);在五行关系上,心属火,脾属土,心与脾属母子关系,若子盗母气或子病及母,都可因脾胃之病而累及心。故在治疗胸痹病时,应在活血化瘀的基础上,注意使用益气健脾类药物。本方中在使用丹参、莪术、水蛭、三七的基础上,配伍大剂量党参、山药、黄芪、炒白术等补气药,再少量伍以淫羊藿、当归等补阳、补血药,诸药合用,共奏健脾益气、活血化瘀之功。

(黄蓓)

案 10

初诊 (2020 年 1 月 2 日)

主诉: 胸闷不适 1 周。

病史: 心前区憋闷不适,如有石按,偶有心前区疼痛,服用麝香保心丸后诸症可有缓解,劳累及受凉后上诉症状加重,曾前往某地段医院就诊,心电图提示:ST段、T波改变。既往血脂偏高,平素服用他汀类药物调脂稳斑。诊断为冠心病心绞痛。既往有高血压及慢性胃炎病史,先后服用中西药物治疗。刻下:患者心前区隐痛,胸闷,动则气短,食少便溏,自汗,神疲乏力,少气懒言。舌质淡,苔薄白,边有瘀点,脉虚涩。

诊断:西医诊断:冠心病。中医诊断:胸痹(气虚血瘀)。

治法:补中益气,活血化瘀。

处方:党参15g,丹参15g,黄芪30g,苍术9g,炒白术12g,瓜蒌皮15g,川芎9g,升麻9g,柴胡6g,陈皮6g,当归9g,赤芍12g,红花6g,桃仁9g,茯苓15g,半夏12g,薤白6g,川楝子12g,佛手10g,桂枝6g,炙甘草9g。7剂。

二诊 (2020年1月8日)

患者胸闷较前好转,乏力改善,自诉夜寐欠佳。予上方加用合欢皮30g、夜交藤30g、制远志12g、淮小麦15g以养心安神。7剂。

三诊 (2020年1月16日)

患者症状基本消失,唯在过度疲劳时有轻微发作。脉微弱,舌淡红,瘀点减轻。予原方10剂善后。

[按语] 本例患者中气虚弱而致血行不利痹阻心脉,欲化其瘀必先补其气,气旺才能血行。故以补中益气汤为主方大补中气,桂枝温通心阳,陈皮、佛手理气开郁,丹参、赤芍、川芎、红花活血行瘀,气滞瘀阻去则诸症渐愈,补中益气、活血化瘀终获良效。

(孙川)

冠心病（心悸）

案1 薛某,女,81岁。

初诊 (2019年6月18日)

主诉:反复胸闷心悸不适3月余。

病史:患者有高血压病、腔隙性脑梗死病史多年。近3个月来反复出现胸闷心悸不适。患者在外院行冠脉造影示前降支中段90%狭窄,遂行冠脉球囊扩张术,并植入药物支架。患者术后胸闷不适如前,故要求中医治疗。刻下:胸闷心悸反复发作,气短乏力,夜间寐差,胃纳不佳,时有胃胀、嗳气、泛酸,自觉喉间有黏痰,大便稀薄。舌质紫暗,舌苔黄腻,舌边有齿痕,脉细涩。

诊断: 西医诊断:冠心病 PCI 术后,高血压病,腔隙性脑梗死。中医诊断:心悸(气虚血瘀,痰瘀互结)。

治法: 活血化瘀,祛湿化痰。

处方: 党丹参各 15 g,太子参 15 g,红景天 15 g,苍白术各 9 g,怀山药 12 g,生黄芪 30 g,葛根 15 g,苦参 15 g,桂枝 12 g,瓜蒌皮 15 g,茶树根 12 g,毛冬青 15 g,川芎 9 g,红花 6 g,莪术 15 g,天麻 12 g,柴胡 9 g,枳壳 9 g,八月札 12 g,白扁豆 12 g,金钱草 15 g,炙鸡金 15 g,地龙 12 g,水蛭 6 g,当归 12 g,赤芍 12 g,郁金 12 g,合欢皮 30 g,远志 12 g,茯神 15 g,煅瓦楞 15 g,淮小麦 15 g,麦冬 15 g,桔梗 6 g,炙甘草 15 g,南沙参 15 g,川楝子 12 g。14 剂,水煎服。

[按语] 本案患者肝气偏旺,横而犯胃,故见胃胀、嗳气、泛酸;脾气亏虚,故有胃纳不佳;有气虚,所以气短乏力、舌边有齿痕;痰浊内生,故喉间有黏痰及舌苔黄腻;瘀血阻脉,故见舌质紫暗及脉象细涩;心脉不通,故见胸闷;心窍失养,心火偏胜,故见心悸失眠。由此分析,这个患者的发病病机应该是肝胃不和,脾气亏虚,运化不健,痰浊内生,同时气虚不能行血,血行瘀滞,痰湿与血瘀互结,阻滞心脉,心脉不通,心窍失养,则心君不宁,化而为火。拟方以党参、白术、苍术、怀山药、白扁豆、炙甘草健脾,配合煅瓦楞和胃;以莪术、天麻、柴胡、枳壳、八月札、川楝子、桔梗以活血平肝,调畅气机;以党参、太子参、生黄芪、红景天强化补气的作用;再以川芎、红花、当归、桃仁、地龙、水蛭、赤芍、丹参活血化瘀;以远志、合欢皮、茯神、淮小麦养心安神;以葛根、苦参、茶树根、毛冬青清热降火,改善心悸症状;以麦冬、南沙参颐养心阴;以桂枝、瓜蒌皮、金钱草、郁金温通化浊。方中重用健脾补气的药物为君,以活血化痰为臣,佐以清心安神,体现出赵师强调"调和脾胃,心胃同治"的学术观点。

(罗家祺)

案2 陆某,女,67 岁。

初诊(2018 年 7 月 6 日)

主诉: 反复心悸 5 年,加重 1 个月。

病史: 5 年来反复出现心悸,多在活动后发生,休息后可好转。偶有伴有胸闷,持续数秒后好转,曾在上海某医院行冠脉 CT 检查提示:左前降支近段钙化斑块,管腔轻度狭窄;右冠状动脉近段钙化斑块,管腔轻度狭窄。未进一步诊治。平素因女儿远在国外常有忧虑,时有口角流涎,胃纳正常,夜寐较差,二便调。舌淡红,苔干略腻,中有裂纹,脉细软。

诊断: 西医诊断:冠心病。中医诊断:心悸(心脾两虚)。

治法：益气健脾，行气活血。

处方：党参15g，丹参15g，黄芪30g，炒白术10g，酸枣仁15g，山药15g，木香9g，陈皮6g，当归10g，川芎10g，甘草6g，龙骨30g，牡蛎30g，杏仁9g，葶苈子12g，玉竹10g，珍珠母30g，川楝子10g，瓜蒌子6g，瓜蒌皮9g，金沸草10g，广郁金10g，防风12g，煅瓦楞15g，桂枝9g，石斛9g，炙甘草9g，大枣9g。7剂，水煎口服。

二诊（2018年7月20日）

胸闷心悸有所减轻，活动后乏力好转，有汗出，口干不明显，夜寐梦多。舌淡红，苔薄白稍腻，脉细。上方加瘪桃干10g、糯稻根30g。7剂。

三诊（2018年8月3日）

症情明显好转，血糖偏高，空腹血糖9.0mmol/L，有口干之症。舌淡红，苔薄白不匀，脉细。上方加鲜石斛15g、望江南9g、灵芝15g。7剂。

治疗半年后，患者心悸、胸闷、汗出等诸证均有改善。

[按语]　本案患者之心悸证属心脾两虚。患者年近七旬，因家庭原因常有思虑，"脾在志为思，思伤脾"。而"脾在液为唾"，口角流涎亦可窥见脾虚之象。脾虚气结，日久痰湿内蕴，痰瘀互结，阻扰心脉则发为心悸及胸痹之证。初诊赵师首以归脾汤为主方加减补血养气、养心安神。患者冠脉CT提示管腔轻度狭窄，以丹参、川芎加强活血通络之功对症治疗，同时加用石斛防止行气活血之药伤及阴分。桂枝、瓜蒌是赵师经典药对，意在温阳宽胸，解痰湿胸痹之证。二诊汗出较多，为气虚之象。《素问·阴阳应象大论》曰"汗为心之液"，李中梓在《医宗必读·汗》中发挥："心之所藏，在内者为血，发于外者为汗，汗者心之液也。"心气虚则腠理开合失度，故赵师重在补益心脾两脏之气同时，以糯稻根、瘪桃干固表敛汗。三诊患者测血糖偏高。糖尿病在中医理论多认为与阴虚有关，同时脾失健运，津液输布失司，可见口干。赵师改用鲜石斛加强养阴生津之功效，因望江南的药理作用研究具有降糖的作用，以之对症治疗。

（林嘉文）

心律失常（心悸）

案1　　　　　　　　　　　　　　　　　　　　　　　李某，女，45岁。

初诊（2020年1月14日）

主诉：反复心悸半年余。

病史： 有"心律失常、室性早搏"史15年,时有心慌不安感,呈无明显诱因下阵发性发作,发作不拘时,与患者活动无关,偶有胸闷,动则自觉气短不足以息,时有头晕,平素自觉咳痰不爽,喉中黏腻感,四肢欠温,冬日尤甚,口干,饮水喜略温,不欲多饮,无自汗盗汗,无腰酸耳鸣,胃纳欠馨,食后脘腹痞胀,大便略干,入睡困难,多梦易醒。舌质淡暗,苔白腻,脉弦滑。

诊断： 西医诊断：心律失常,室性早搏。中医诊断：心悸(气阴两虚,痰瘀交阻)。

治法： 益气养阴,祛瘀化痰。

处方： 黄芪30g,苍白术各9g,丹参15g,山药12g,葛根15g,苦参15g,毛冬青12g,茶树根12g,桂枝12g,瓜蒌皮15g,柴胡9g,佛手9g,八月札12g,麦冬12g,南沙参15g,川芎9g,桃仁9g,杏仁10g,红花6g,石菖蒲12g,金荞麦12g,合欢皮30g,酸枣仁15g,茯神15g,远志12g,淮小麦15g,地龙12g,赤芍12g,紫石英15g,浙贝母12g,川楝子15g,炙甘草15g。14剂。

二诊 (2020年1月31日)

患者诉服上方后心悸改善,夜寐多梦略改善,四肢欠温略好转。舌质淡暗,苔白,脉弦滑。予原方加用鹿角10g、黄连9g、肉桂6g、淫羊藿15g。再进14剂。

三诊 (2020年2月14日)

患者欣喜来告,心悸等诸症改善,四肢觉温,夜寐已安,再投原方14剂善后。

[按语] 赵师认为,心悸一证,当分虚实论治。虚证当养血安神为主,如心阳不足、阳虚饮逆,以补养正气、温通心阳为治;实证如因瘀血所致,当以活血化瘀为法,若因痰热引发,治疗又当以清热化痰着手为妥;若是久病,虚中有实,病情较为复杂,则宜标本兼顾,攻补兼施。本案中赵师以黄芪补气,用山药佐之调理脾胃,取参苓白术散意,补益后天之本。桃仁、川芎、红花、丹参、赤芍活血祛瘀;又桃仁入血分,杏仁入气分,两者合用调气活血,既能加强肺主治节、肺朝百脉之功,又能润肠通便、止咳化痰。另,又伍以毛冬青、苦参、葛根等清热解毒药,赵师认为对于痰瘀互结型心悸,清热解药配伍活血药物治疗疗效益彰。现代药理研究,苦参能降低心肌细胞应激性,延长绝对不应期从而抑制异位节律点。二诊时患者仍有夜寐欠安,入睡困难,赵师采用《韩氏医通》交泰丸,加用黄连、肉桂以交通心肾;患者四肢不温,加用淫羊藿、鹿角,以增温肾通脉之功,切中病机,故收全功。赵师另嘱咐患者,注意生活规律,调畅情志,保持足够睡眠,适当体育锻炼,增强体质,注意防寒保暖,足见医者仁心。

(葛华迅)

案 2 ————————————————————————————————————— 李某,女,67 岁。

初诊 (2019 年 6 月 14 日)

主诉:反复心慌 2 年加重 1 个月。

病史:患者自觉反复心慌不适 2 年,近一月自觉心慌加重,遂至医院就诊,查 Holter 提示室性早搏 10 704 次,T 波倒置,余未见;目前患者阵发性心慌,胸闷,情绪不稳定,焦虑心烦,潮热盗汗,胃纳差,伴呕恶感,睡眠尚可。舌红,苔薄白,脉沉细。

诊断:西医诊断:心律失常。中医诊断:心悸(阴虚火旺,气虚血瘀)。

治法:滋阴降火,益气活血。

处方:党参 15 g,丹参 15 g,黄芪 30 g,葛根 15 g,苦参 15 g,毛冬青 15 g,茶树根 15 g,郁金 12 g,桂枝 12 g,瓜蒌皮 15 g,川芎 9 g,红花 6 g,桃仁 9 g,莪术 15 g,天麻 12 g,黄连 9 g,麦冬 15 g,南沙参 15 g,炙鳖甲 9 g,瘪桃干 9 g,地龙 12 g,当归 12 g,川楝子 12 g,炒麦芽 12 g,石菖蒲 12 g,炙甘草 15 g。14 剂。

二诊 (2019 年 7 月 12 日)

患者仍有心悸胸闷、头昏。舌红,苔薄,脉沉细。上方加淡竹叶 9 g、红景天 15 g、青葙子 9 g、野菊花 6 g、太子参 15 g。14 剂。

三诊 (2019 年 7 月 28 日)

患者胸闷心慌改善,自觉心跳重,焦虑缓解,口苦,胃脘不适好转。舌质红,苔薄,脉沉细。上方去瘪桃干,加地锦草 15 g、山栀子 9 g、远志 12 g。14 剂。

四诊 (2019 年 8 月 12 日)

诸症好转,喉间有痰,夜寐欠安,多梦。舌红,苔薄,脉沉细。复查 Holter:室性早搏 2 417 个,房性早搏 48 个,T 波倒置。上方去地锦草,加象贝母 9 g、酸枣仁 9 g、枸杞子 18 g。14 剂。

后续随症加减,病情好转,巩固调理 5 月余,诸症皆平。

[按语] 赵师认为,心悸同其他心系病证一样,本虚标实,本为气血不足,阴阳亏损,标是气滞、血瘀、痰浊、水饮。本案患者心悸日久,心气不足,瘀阻心脉,反复心悸,平素情绪不稳,肝火内灼,肝肾阴虚,则心烦盗汗。故当益气活血,滋阴降火。以赵师益气活血方为基础(黄芪、红花、当归、赤芍、川芎、地龙、桃仁、水蛭等)活血通络;黄连清心除烦,合麦冬、沙参、炙鳖甲等滋阴降火,郁金清心解郁;葛根、苦参、茶树根、毛冬青改善心律失常,清心脉之瘀热。二诊时患者仍有阴虚火旺之象,故加重清肝泻火之力,同时以太子参补气养阴。三诊时患者病情改善,随症加减,以远志安神,焦山栀泻火除烦、疗口苦之症,地锦草改善心悸。四诊时患者症状大减,随症予化痰、安神治疗,病情稳定,守方加减。

(曹会杰)

案3

王某,女,43 岁。

初诊 (2019 年 4 月 23 日)

主诉: 心慌乏力 2 月余。

病史: 2 月余前患者肺部感染后出现心慌乏力,夜寐易醒,情绪焦虑。于我院就诊查 Holter 提示:2 945 次单发室性早搏,76 次室早二联律和 1 次室早三联律。予"稳心颗粒"及中药饮片治疗后症状仍时有发作。刻下:心慌乏力,情绪焦虑,夜寐易醒,口不渴,喉中痰多,胃纳差,大便调,夜尿 1 次。舌淡红,苔薄白腻,边有齿痕,脉弦细。

诊断: 西医诊断:心律失常。中医诊断:心悸(气阴两虚,心火偏亢)。

治法: 益气养阴,活血化瘀通络。

处方: 人参 5 g,丹参 15 g,苍白术各 9 g,怀山药 12 g,生黄芪 30 g,葛根 15 g,苦参 15 g,茶树根 12 g,毛冬青 15 g,地锦草 15 g,川芎 9 g,红花 6 g,当归 12 g,地龙 12 g,郁金 12 g,川黄连 9 g,肉桂 6 g,仙茅 12 g,淫羊藿 15 g,女贞子 12 g,墨旱莲 12 g,补骨脂 15 g,菟丝子 15 g,合欢皮 30 g,玄参 12 g,麦冬 15 g,桔梗 6 g,木蝴蝶 9 g,黄芩 12 g,细辛 6 g,石菖蒲 12 g,金荞麦 12 g,炙远志 12 g,茯神 15 g,酸枣仁 15 g,淮小麦 15 g,炒谷麦芽各 12 g,川楝子 12 g,炙甘草 15 g。28 剂。

二诊 (2019 年 5 月 7 日)

服药后患者诸症有所好转,前方减细辛、石菖蒲、金荞麦,加夜交藤 30 g、淡竹叶 9 g、通草 9 g。14 剂。

[按语] 本案患者情志失调,心阴暗耗,阴血不足,失于濡养,虚火偏亢,故出现心慌、情绪焦虑等症。赵师以人参、黄芪等补气之品配伍二仙汤、二至丸滋补肝肾,治疗本虚;另予地锦草、茶树根等清热之品以防心火偏亢,同时以苍白术、石菖蒲等健脾化痰,川芎、红花、桃仁等活血化瘀,守"痰瘀同治"之法。复诊患者痰浊之证改善,去石菖蒲、金荞麦、细辛,加用夜交藤养心安神,淡竹叶、通草清心火。

(曹阳)

案4

张某,女,47 岁。

初诊 (2019 年 12 月 13 日)

主诉: 反复心慌 1 年余。

病史: 有"心律失常、室性早搏"史多年,时有心慌不安感,不拘时发,偶有胸闷,动则气短,时有喉中黏腻,咳痰不爽,四肢不温,偶作头晕,口干,无自汗盗汗,无腰酸耳鸣,胃纳欠馨,食后胃脘作胀,大便干,夜寐欠安,入睡困难,多梦易醒。舌质淡暗,苔白腻,脉弦滑。

诊断：西医诊断：心律失常,室性早搏。中医诊断：心悸(气阴两虚,痰瘀交阻)。

治法：益气养阴,祛瘀化痰。

处方：丹参 15 g,赤芍 12 g,苍白术各 9 g,山药 12 g,黄芪 30 g,葛根 15 g,苦参 15 g,毛冬青 12 g,桂枝 12 g,瓜蒌皮 15 g,茶树根 12 g,柴胡 9 g,八月札 12 g,麦冬 12 g,南沙参 15 g,川芎 9 g,桃仁 9 g,杏仁 10 g,红花 6 g,石菖蒲 12 g,金荞麦 12 g,合欢皮 30 g,酸枣仁 15 g,茯神 15 g,远志 12 g,淮小麦 15 g,葶苈子 10 g(包煎),佛手 9 g,紫石英 15 g,浙贝母 12 g,地龙 12 g,火麻仁 30 g(打),川楝子 15 g,炙甘草 15 g。14 剂,口服。

二诊（2019 年 12 月 27 日）

患者诉服上方后心悸改善,诉近来天气转冷,仍自觉四肢不温,夜寐多梦改善,但仍觉入睡时间较长。舌质淡暗,苔白,脉弦滑。原方加鹿角 10 g、黄连 9 g、肉桂 6 g。再进 14 剂。

三诊（2020 年 1 月 10 日）

患者欣喜来告,心悸等诸症改善,四肢觉温,夜寐已安,再投原方 14 剂善后。

[**按语**] 赵师认为,心悸一证,其病在心,治疗上应体用兼调,阴阳兼顾,重视中医整体观。其他脏腑、气血功能失调皆可令心悸作也,如《景岳全书·杂证谟·怔忡惊恐》有云："凡治怔忡惊恐者,虽有心脾肝肾之分,然阳统乎阴,心本乎肾,所以上不宁者,未有不由乎下,心气虚者,未有不因乎精。此心肝脾肾之气,名虽有异,而治有不可离者,亦以精气互根之宜然,而君相资之全力也。"本案中赵师以桃仁、川芎、红花为活血祛瘀要药,加用紫石英重镇定悸,丹参凉血清心、养血安神,毛冬青、苦参、葛根等清热解毒,改善心律失常。二诊时,患者仍有夜寐欠安,入睡困难,赵师采用《韩氏医通》交泰丸,加用黄连、肉桂交通心肾,以收全功。

（顾昳赟）

案 5

孙某,男,38 岁。

初诊（2019 年 1 月 4 日）

主诉：阵发性心悸、胸闷、气短 2 月余。

病史：患者于 2018 年 11 月中旬无明显诱因出现发作性的胸闷、心悸、气短,偶有压榨感,夜间尤甚,自测心率 55 次/分。于外院查心电图及相关检查,西医诊断为"缓慢性心律失常"。刻下：胸闷气短,心慌心悸,头晕乏力,夜寐不宁,多梦。血压 140/70 mmHg。心电图示：窦性心动过缓,广泛前壁 ST 段下移 0.05～0.1 mm,提示心肌供血不足。舌质紫暗,边有瘀斑,苔白浊腻,脉涩而结。

诊断：西医诊断：缓慢性心律失常。中医诊断：心悸(心气不足,痰瘀阻滞,心失所养)。

治法：益气活血化瘀,宽胸理气化痰。

处方：太子参15g,黄芪30g,桃仁15g,红花10g,全瓜蒌20g,枳壳10g,半夏15g,三七粉3g,丹参30g,郁金15g,降香10g,酸枣仁15g,茯神10g,炙甘草15g。14剂。

二诊 (2019年1月18日)

心悸气短有所改善,睡眠好转。舌质淡,苔白腻,脉弦滑。原方加入石菖蒲10g、党参15g、苍术15g、白术15g。14剂。

三诊 (2019年2月1日)

胸闷气短症状消失。苔腻渐消,舌质淡,苔薄白,脉弦。查心电图示:窦性心律,心电图大致正常,ST段大致回到基线以上,心率64次/分。维持原方14剂。

[按语] 赵师认为,引起缓慢性心律失常的病因病机为虚实夹杂,痰瘀交阻。治疗予益气活血、理气化痰法。本案患者正气虚损,鼓血无力,致心脉不畅,痰瘀交阻,心失所养。赵师认为该患者气虚为本,痰浊瘀血为标,形成了典型的本虚标实证,可标本同治。益气活血化瘀是其根本治疗方法,兼以宽胸理气化痰,用太子参、黄芪以补气,桃仁、红花以活血化瘀,所谓"益气方能活血,气行则血行",此四味共为君药;瓜蒌、枳壳、半夏以宽胸理气化痰,三七粉、丹参助君药活血化瘀,此五味共为臣药;佐以郁金、降香,共奏行气活血之功;心气不足,痰瘀痹阻,心神失养,故夜寐不宁多梦,配以酸枣仁、茯神以安神;炙甘草补气兼调和诸药。全方益气活血,化痰理气并用,佐以养心安神,故能奏效。

(吴强)

案6 ——————————————————————————— 俞某,男,52岁。

初诊 (2019年2月1日)

主诉：阵发性心慌胸闷半月余。

病史：患者近半月来阵发性心慌伴胸闷不适,在某医院诊为频发室早二联律,曾间断服用酒石酸美托洛尔和胺碘酮治疗。时发时愈,发时偏多,每于情志和疲劳等因素便发病。半月前因工作压力又加之熬夜而发病,心慌频作,伴胸闷不适,神疲乏力,服西药并静滴生脉注射液等7日,仍然发作而求治。刻下:频发心慌胸闷,神疲乏力懒动,严重时夜卧不安,纳差,时虚汗出,畏寒肢冷,大便溏,小便可。心电图示心率89次/分,频发室性早搏。舌淡暗,舌体胖大,边有齿痕,苔白腻,脉促沉细。

诊断：西医诊断：心律失常，室早二联律。中医诊断：心悸（太阴、少阴合病）。

治法：温阳通气，化饮降逆。

处方：苓桂术甘汤合桂枝去芍药加蜀漆牡蛎龙骨救逆汤加减。制附子15 g，肉桂10 g，生龙骨30 g，干姜30 g，茯苓20 g，生牡蛎40 g，白术20 g，炙甘草20 g，灵磁石60 g，红枣10 g。14剂。

二诊（2019年2月15日）

服药后心慌胸闷即减轻，14剂服完，诸症好转，已停服西药，但仍畏寒，眠差。原方改制附子20 g，加酸枣仁30 g。14剂。

三诊（2019年3月1日）

诸证改善。

[按语]　本案系久病阳虚寒甚，水饮上凌于心，心神不敛，且又营卫不合，治疗重在温化寒饮，镇静安神，兼以调和营卫。《伤寒论》112条："伤寒脉浮，医以火迫劫之，亡阳，必惊狂，卧起不安者，桂枝去芍药加蜀漆牡蛎龙骨救逆汤主之。"心神被火迫劫而不内守，发生亡阳惊狂状态，故以苓桂术甘汤温中焦之阳，化饮降逆，合桂枝去芍药加蜀漆牡蛎龙骨汤温通阳气，祛水饮结聚，镇静安神。以肉桂易桂枝，意在加强温里祛寒，通血脉之功。蜀漆有小毒不常用，故以茯苓代替，茯苓为祛水饮结聚上逆而宁心。《本经》谓："茯苓味甘平，主胸胁逆气，忧恚惊邪恐悸，心下结痛，寒热烦满，咳逆，口焦舌干，利小便。"龙牡大剂量应用能有效收敛浮越之阳，镇静安神。伍附子加强温阳化寒饮，降逆气之力。二诊已见效，但仍畏寒，三焦皆见阳气不足，故原方加重附子用量，再加干姜暗合四逆汤之义，以加强温里、扶阳、化饮之力。加酸枣仁30 g以助育阴潜阳，宁心安神。临床上以附子、酸枣仁、朱茯神配对使用，可强心治悸，温阳和营，使温而不燥，共奏潜镇浮阳、养心安神之功。

（吴强）

心肌梗死PCI术后（胸痹）

案　　　　　　　　　　　　　　　　　　　　　　陈某，男，45岁

初诊（2019年7月16日）

主诉：胸闷隐痛4月余。

病史：患者于2019年4月、6月于某医院行PCI术，植入支架4枚，术后患者目

前略有胸闷隐痛,神疲乏力,动则汗出,睡眠差,夜间易醒,偶有反酸,纳便尚可,下肢不肿,略有头晕。既往患者高血压病史,吸烟史。舌淡黯,苔薄白,有齿痕,脉沉细。

诊断: 西医诊断:心肌梗死 PCI 术。中医诊断:胸痹(心气亏虚,痰瘀内阻)。

治法: 益气活血,化痰通络,养心安神。

处方: 党参 15g,丹参 15g,赤芍 12g,苍白术 9g,怀山药 12g,黄芪 30g,葛根 15g,苦参 15g,桂枝 12g,瓜蒌皮 15g,毛冬青 15g,川芎 9g,桃仁 9g,红花 6g,莪术 15g,天麻 12g,瘪桃干 9g,炙鳖甲 12g,麦冬 15g,南沙参 15g,合欢皮 30g,夜交藤 30g,制远志 12g,茯神 12g,酸枣仁 9g,淮小麦 15g,紫石英 15g,郁金 12g,川楝子 12g,炙甘草 15g。14 剂,口服。

患者病情好转,守方加减。

[按语] 袁家玑常谓:胸痹心痛一证,久病多虚,久病在血,久痛入络,闷多为痰,痛多为瘀。赵师秉承袁氏思想精髓,认为现代医学的进步挽救了急性心肌梗死患者,但亦出现诸多 PCI 术后遗症。心梗急性发作,痰瘀阻脉,心阳暴脱,术后虽生命得救,然心气不能尽数恢复。心气亏虚长存,且胸痹之因多痰多瘀,血管虽通,痰瘀未除,日久痰、瘀、虚并存,病情反复,甚至再次心梗。故赵师治疗 PCI 术后,以扶正为首要,痰瘀不偏废,疗效显著。

本案患者行 2 次 PCI 术,植入 4 枚支架,心血管脉络不通,心气亏虚,故神疲乏力,动则汗出;痰瘀内阻,故胸闷胸痛;心主神,心神失养,故失眠寐差。赵师予党参、黄芪补气,丹参、桃仁、红花、川芎、莪术等活血化瘀,苍白术、山药健脾化痰,合茯神、远志、合欢皮、夜交藤等安神养心助眠,葛根、苦参、毛冬青祛瘀解毒。证药相合,疗效明显,故首剂即见疗效,此后守方加减,病情得减。

(吴强)

病毒性心肌炎(心悸)

案 孙某,男,20 岁。

初诊 (2018 年 11 月 9 日)

主诉: 心悸、胸闷近 4 个月。

病史: 2017 年 7 月,患者因打球后洗澡不慎受凉,出现畏寒、头痛、鼻塞、流涕、全身酸困不适,伴咽痛、咳嗽(干咳,伴少量黏黄痰);继则发热,体温最高达 39.7℃。曾在某院住院治疗,按急性上呼吸道感染对症治疗(用药不详),2 周后患者上述症状消失,出院后患者无明显不适,日常体育活动无明显受限。2018 年 2 月,患者在打球时自觉心悸、胸闷,伴头晕、恶心等,自以为运动过度,经休息 10 余分钟缓解,其后每次运动均感觉心悸、胸闷,阵发性加重。2018 年 4 月,在某院查心电图示室性早搏,动态心电图示多源性室性早搏,曾予普罗帕酮、维拉帕米、美西律、莫雷西嗪等抗心律失常药物及辅酶 Q10、维生素 C 等营养心肌治疗 1 个月,患者心悸、胸闷症状无明显减轻。刻下:心悸、胸闷,伴头晕、气短、乏力,稍劳即甚,心烦,口干而不欲饮,面白无华,寐差梦多,偶有盗汗,二便调,纳可。舌质淡,苔薄白,舌体胖大,有齿痕,脉结代。

诊断: 西医诊断:病毒性心肌炎(慢性期),多源性室性早搏。中医诊断:心悸(气阴两虚)。

治法: 益气养阴,宁心复脉。

处方: 自拟连葛四参汤加减。黄连 12 g,葛根 15 g,玄参 12 g,丹参 15 g,党参 15 g,苦参 15 g,炙甘草 15 g,淮小麦 15 g,煅龙骨 30 g,煅牡蛎 30 g。14 剂。

二诊 (2018 年 11 月 23 日)

患者诉神疲乏力明显改善,活动后心悸、胸闷气短发作减轻。舌质红,苔薄白,脉结代。维持原方 14 剂。

[按语] 病毒性心肌炎,是由于病毒感染引起的以心肌损伤为主的急性、亚急性慢性炎症。临床出现心悸、胸闷、气短乏力、心前区疼痛等一系列心肌损害的全身性症状,是临床常见疾病。发病之初,极易引起忽视。但是临床常因治疗不及时或失治误治,病情迁延不愈,形成慢性心肌炎,严重影响患者生活质量。病毒性心肌炎因外感病毒侵入心脏导致,慢性期主要表现为房性或室性早搏,属于中医"心悸"范畴。病机为"气阴两虚,邪毒内扰"。因温热毒邪,袭于肺卫,正邪交争,正虚邪进,内舍心包,侵入心脉,而发为本病。赵师经验方连葛四参汤,对于此类患者疗效颇佳。方中黄连、苦参清热燥湿,葛根生津止渴,玄参清热凉血,丹参凉血活血,党参补中益气,甘草调和药性,淮小麦、龙骨镇惊安神,牡蛎平肝潜阳。

(吴强)

睡眠障碍(不寐)

案 1

包某,女,58 岁。

初诊 (2018 年 9 月 21 日)

主诉： 寐差10余年。

病史： 患者寐差，长期服用地西泮，时有心慌，自觉神疲乏力，自汗多，动则为甚，易烦躁，耳鸣腰酸，大便尚可，夜尿不多，畏寒恶热，口干，唇略紫。舌胖苔薄，脉细。

诊断： 西医诊断：睡眠障碍。中医诊断：不寐(气血不足，血不养神，心肾不交)。

治法： 疏肝和胃，交通心肾，养心安神。

处方： 党丹参各15g，赤芍12g，白术12g，防风12g，生黄芪30g，当归12g，柴胡9g，枳壳9g，合欢皮30g，夜交藤30g，朱茯神15g，远志12g，淮小麦15g，紫石英15g，灵磁石30g，川连12g，肉桂6g，川芎9g，红花6g，桃仁9g，补骨脂15g，淫羊藿15g，山茱萸12g，碧桃干15g，川楝子12g，炙甘草15g。14剂。

服药后睡眠时间有所延长，效不更方，继续巩固治疗。

[按语] 赵师认为，失眠是由于阴阳不调，阳不入阴而起。阴血亏虚，虚阳浮越于外，夜间不能入阴，则不寐。"思虑伤脾，脾血亏虚，经年不寐"，"胃不和则卧不安"，治拟养血安神、养心安神、疏肝安神、和胃安神。赵师喜用丹参，"一味丹参，功同四物"，可以辅助酸枣仁养心安神，伍远志、茯神、柏子仁、夜交藤、远志安神定志，必要时可以用紫石英、灵磁石之类重镇安神。

(纪翠霞)

案2
吴某，女，38岁。

初诊 (2018年12月7日)

主诉： 反复夜寐欠安4年。

病史： 患者4年来夜寐欠安，平素工作繁忙，入睡困难，平素服用艾司唑仑片方能入睡，睡中多梦，稍有响声即惊醒，伴有心悸。刻下：神疲乏力，食欲不振，面色萎黄。舌质淡，舌苔薄白，脉细。

诊断： 西医诊断：非器质性失眠。中医诊断：不寐(心脾两虚)。

治法： 补气养血，补益脾气。

处方： 归脾汤加减。党参15g，丹参15g，白芍12g，山药12g，白术9g，黄芪30g，夜交藤30g，合欢皮30g，远志12g，酸枣仁15g，木香9g，炙甘草15g。14剂。

二诊 (2018年12月21日)

服药后睡眠时间有所延长，但仍然入睡困难，夜寐多梦，食欲有改善。舌质淡，舌苔薄白，脉细。自拟补养气血之法。原方加入煅龙骨30g，煅牡蛎30g。14剂。

患者服上方1个月后，每日正常入睡，睡眠时间在5小时左右，精神转振，面色红润。

[按语] 赵师认为,失眠多与"脑主神明,肝主情志,心主血脉"和"五脏皆有不寐"有关。《素问·经脉别论》曰:"饮入于胃,游溢精气,上输于脾,脾气散精,上归于肺。"脾气虚不能运回水谷精微,气血生化乏源,气血不足;心脾两虚,营血不足,不能奉养心神致使心神不宁而生失眠、多梦。正如《景岳全书·不寐》中说:"无邪而不寐者,必营血之不足。营主血,血虚则无以养心,心虚则神不守舍。"赵师据此以心脾同治、气血双补法治疗心脾两虚型不寐证。取黄芪补脾益气;党参、白术甘温补气,与黄芪相配加强补脾益气之功;茯神、酸枣仁、远志宁心安神;木香理气醒脾,补而不滞。诸药合用共奏心脾两治、气血双补之效。

(吴强)

案3

庄某,女,56岁。

初诊 (2018年3月9日)

主诉: 寐差半年。

病史: 患者近半年来无明显诱因下出现寐差,入睡困难,易惊醒,多梦,夜尿频多,一夜三次,同时临睡前伴明显心悸,日间胸闷时作,在狭窄压抑环境中尤甚。曾往某三级医院就诊,心电图检查提示"窦性心律、ST-T改变",随后在该院行冠脉造影检查,结果示"未见明显异常"。患者出院后未感症状好转,甚觉有所加重,严重时思虑不断,彻夜不眠,隔日觉头晕头痛,精神不振。近来更觉记忆力减退,故来就诊。平素易乏力,动则汗出,面色少华,胃纳一般,饮食无味,大便偶有稀溏。舌淡红,苔薄白,脉沉细。

诊断: 西医诊断:失眠症。中医诊断:不寐(脾肾两虚兼心血瘀阻)。

治法: 补益脾肾,活血化瘀,安神助眠。

处方: 党参15g,丹参15g,赤芍12g,炒白术12g,生黄芪30g,防风12g,葛根15g,苦参15g,桂枝12g,瓜蒌皮15g,毛冬青15g,川芎9g,红花6g,桃仁9g,合欢皮30g,首乌藤30g,酸枣仁15g,柏子仁15g,茯神15g,淮小麦15g,夏枯草12g,刺五加15g,半夏12g,天麻12g,石菖蒲12g,麦冬15g,天花粉15g,五味子15g,川楝子12g,炙甘草15g。14剂。

二诊 (2018年3月23日)

压抑环境下胸闷有所缓解,但夜寐仍差,辗转难眠,一般浅睡眠1~2小时,凌晨可有汗出,胃纳正常,大便偶溏。舌淡红,苔薄白,脉沉细。原方加用制五味子15g、紫石英15g、太子参15g。14剂。

三诊 (2018年4月6日)

寐差有所改善,可浅睡 4 小时左右,夜尿 2 次,夜间汗出减少,头晕头痛渐消,胸闷减轻,胃纳尚可,仍少有便溏。原方去半夏、天麻,加山药 15 g、陈皮 9 g。14 剂。

[按语] 患者年逾半百,脾肾之本渐亏。肾精不足,气血亏虚,气损及阳,阳损及阴。《素问·阴阳应象大论》曰:"年四十,而阴气自半也,起居衰矣。"人体之阴随年龄增长而衰落。夜间睡眠有赖人体之阴的充盛,人体之阴过亏,则会引起阳不入阴,久而睡眠失常。肾虚不固则夜尿频多。该患者七七之年已过,天癸竭,情志不畅,导致胸胁闷痛。

本案患者寐差,冠脉造影检查阴性却胸闷症状明显,赵师主方以益气健脾、补肾安神兼活血宽胸为治则,运用党参、丹参、桂枝、瓜蒌皮、酸枣仁、柏子仁等药对入方以外,伍刺五加益气健脾、补肾安神。赵师认为,刺五加可增加健脾安神的效用。药理研究证实,刺五加中的多项有效成分如刺五加黄酮具有镇痛安神的作用,刺五加多糖具有较强的抗氧化作用,有助于清除机体内活性氧自由基和羟基自由基,加快体能恢复。半夏因阴而生(半夏是从夏至开始生长,而夏至一阴生),夏枯草在夏初得至阳而长(夏至后即枯,秉纯阳之气,得阴气则枯)。所以《本草纲目》说:"夏枯草为夏至后即枯,盖禀纯阳之气,得阴气则枯。"此二味药是交通调摄阴阳治疗失眠的效药。茯神、淮小麦相须而用以安神解郁,对该患者焦虑、寐差可起到针对性的调节治疗作用。二诊时患者胸闷得以缓解,此时赵师以重镇之品紫石英进一步加强安神功效,同时以太子参、五味子益气敛阴。三诊时患者诸症已减大半,赵师加用陈皮、山药等理气健脾,畅中固土。赵师重视养阴、"培土养心"等临床心得及学术理念在本案中得到了体现。

(林嘉文)

高血压病(眩晕)

案 1   许某,女,85 岁。

初诊(2019 年 1 月 15 日)

主诉: 反复头晕头痛 1 月余。

病史: 1 月余前患者无明显诱因下出现头晕,头痛,后枕部胀痛为主,伴心慌,下午 5 点至 7 点发作,胸前区发凉,双下肢麻木。2018 年 11 月 28 日曾于我院住院治疗后头晕头痛好转,但近日发作明显,伴全身颤动,血压 160/90 mmHg。既往有

"高血压病"史、"脑梗死"病史、"慢性便秘"病史。刻下：头晕,头痛,后枕部胀痛,心慌,双下肢麻木,全身颤动,胸前区发凉,乏力盗汗,胃纳可,夜寐欠安,大便3~4日一行,夜尿4次。舌红苔薄白,脉弦滑。

诊断：西医诊断：高血压病。中医诊断：眩晕(风痰上扰)。

治法：化痰息风,活血通络。

处方：荆芥12g,防风12g,赤芍12g,炒白术12g,怀山药12g,珍珠母30g(先煎),葛根15g,苦参15g,茶树根15g,毛冬青15g,葶苈子15g(包煎),地龙12g,水蛭6g,白僵蚕12g,全蝎3g,蜈蚣3g,川芎9g,红花6g,桃仁12g,天麻12g,钩藤10g(后下),制川军12g,火麻仁30g,人参5g,黄芪30g,南北沙参各15g,麦冬15g,天花粉15g,鲜石斛15g,地锦草15g,川楝子12g,炙甘草15g。14剂。

二诊(2019年1月28日)

服药后患者诸证减轻,续方14剂。

[**按语**] 该患者风痰上扰清空,蒙蔽清阳,故头晕头痛;风性主动,故全身颤动;胸阳痹阻,故胸前区发凉。荆芥、防风祛除风邪,天麻、钩藤息风通络,地龙、水蛭、蜈蚣等虫类药化痰通络,赤芍、川芎、红花、桃仁活血化瘀;人参、黄芪补气,使气旺则血行;麦冬、沙参等养阴之品助滋阴平肝;川楝子调理肝气;全方配伍,扶正祛邪,标本兼治。

(曹阳)

案2

邢某,女,73岁。

初诊(2019年4月23日)

主诉：反复头晕7月余。

病史：2018年9月患者无明显诱因下出现头晕,走路不稳,腰酸乏力,于我院急诊予活血化瘀治疗后症状时有反复。2018年11月患者再次因头晕发作于我院心内科住院治疗,诊断为"高血压病、心肌桥、颈动脉硬化",予活血药静滴后症状好转出院。近日患者头晕又作,伴步态不稳,遂来院就诊。刻下：头晕,头昏,走路不稳,脚踩棉花感,腰以下乏力沉重,畏寒怕冷,左上肢麻木,时有胸痛心慌,呈刺痛,有烧心感,口干欲饮,胃纳可,夜寐差,大便调,夜尿频。血压165/100mmHg。舌红苔薄白,脉细。

诊断：西医诊断：高血压病。中医诊断：眩晕(气阴两虚,瘀血阻络)。

治法：益气养阴,活血化瘀通络。

处方：党参15g,丹参15g,赤芍12g,炒白术12g,怀山药12g,生黄芪30g,葛根 15 g,苦参 15 g,桂枝 12 g,瓜蒌皮 15 g,毛冬青 15 g,葶苈子 15 g(包煎),炙鳖甲 12 g,瘪桃干 15 g,川芎 9 g,红花 6 g,桃仁 9 g,莪术 15 g,天麻 12 g,柴胡 9 g,枳壳 9 g,佛手 9 g,八月札 9 g,合欢皮 12 g,茯神 15 g,南沙参 15 g,炙远志 12 g,酸枣仁 15 g,淮小麦 15 g,益智仁 15 g,桑椹子 15 g,炙甘草 15 g,麦冬 15 g。14 剂。

二诊 (2019 年 5 月 7 日)

服药后患者诸证减轻,续方 14 剂。

[按语]《景岳全书·眩运》中有云,"眩运一证,虚者居其八九,而兼火兼痰者,不过十中一二耳",强调"无虚不作眩"。本案患者气阴两虚为本,瘀血、痰浊为标,予党参、黄芪补气,赤芍、丹参、川芎、红花、桃仁、莪术活血,瓜蒌皮、桂枝理气宽胸,柴胡、枳壳、佛手、八月札疏肝理气,遵"诸风掉眩,皆属于肝"之意。

(曹阳)

案 3

王某,男,67 岁。

初诊 (2018 年 10 月 12 日)

主诉: 阵发性头晕 5 年加重伴面红潮热 1 个月。

病史: 5 年前患者突然阵发性头晕、心悸,伴面红手抖,四肢乏力,经某院就诊查血压 180/100 mmHg,心率 112 次/分,律齐。腹部增强 CT 示肾上腺增生,血钾 3.0 mmol/L,诊断为"肾上腺增生,醛固酮增多症"。予螺内酯 20 mg,每日 2 次;美托洛尔 12.5 mg,每日 2 次口服;补充钾盐。血压维持在 140/95 mmHg,血钾正常,但患者仍阵发性头晕,伴面孔生火,潮红乏力。9 月前往某三甲医院高血压专科就诊,予停用螺内酯、美托洛尔,改予厄贝沙坦片 150 mg,每日 1 次口服;复方阿米洛利 1 片,每日 1 次。血压维持在 120/80 mmHg 左右。头晕、面红、心悸仍时有发作,精神紧张时发作频繁,发作时血压 150/95 mmHg 左右。刻下:脸色发红,头晕、心悸、上肢不自主颤抖,大便秘结,一周一行。血压 140/90 mmHg,心率 95 次/分,律齐。舌质暗红,苔干薄,脉弦细。

诊断: 西医诊断:继发性高血压病,肾上腺增生,醛固酮增多症。中医诊断:眩晕(阴虚阳亢,瘀血阻滞)。

治法: 滋阴潜阳,活血化瘀。

处方: 自拟活血潜阳汤加减。丹参 30 g,蒺藜 15 g,沙苑子 15 g,青葙子 9 g,泽泻 30 g,地龙 9 g,枸杞子 45 g,生地黄 12 g,玄参 12 g,麦冬 12 g,桃仁 9 g,肉苁蓉 30 g,山慈菇 12 g。14 剂。

二诊 (2018 年 10 月 26 日)

头晕、面红、心悸未发作,血压维持在 120/80 mmHg 左右,口淡,食欲不振,乏力,大便 4 日一行。舌质暗红,苔薄,脉弦细。原方加入太子参 30 g、生麦芽 30 g。14 剂。

[按语] 本案患者先天禀赋不足,病位在肝、脾、肾,病机实质为本虚标实,肝阳亢盛,痰浊上蒙,瘀血阻蔽所致。治拟平肝潜阳,祛痰通络。赵师运用自拟活血潜阳方为基础治疗,疗效良好。该方以丹参活血调血、益气安神、补血益气、宁心调肝为君;潼蒺藜补益肝肾、明目固精,白蒺藜疏肝解郁、祛风明目、散结祛瘀,两药相配,一平肝阳以治上,一补肾阴以治下,两药为臣;同时伍以地龙清热息风、通络、利尿,泽泻利水渗湿,性平不伤阴,佐上药以活血潜阳、利尿降压辅养肝肾,《本草纲目》载"泽泻有养五脏,益气力,治头眩,聪明耳目之功";青葙子为使,清肝明目,祛风热,清肝火,降血压。《日华子本草》言青葙子"益脑髓,明耳目,镇肝"。诸药相伍,共奏活血潜阳、平肝降压之功。

(吴强)

064

赵国定心脑病证经验撷英

案 4
赵某,男,63 岁。

初诊 (2019 年 8 月 16 日)

主诉: 反复头晕头痛半年,加剧 15 日。

病史: 患者有高血压病史 5 年余,半年前因妻子去世而心情郁闷,头晕头痛时时发作,近 15 日来症状加剧,以巅顶为甚,性情急躁易怒。刻诊:头晕头痛,心烦易怒,左手指发麻,夜寐多梦,不思饮食,大便干硬,小便次数多,量少。查体:血压 155/95 mmHg,形体消瘦,颜面色红,心率 95 次/分,律齐,未闻及杂音,双肺(-)。舌质暗红,苔薄白,舌下系带瘀曲肿胀,脉弦略涩。

诊断: 西医诊断:高血压病 2 级(高危)。中医诊断:眩晕(肝郁化火,阳亢血瘀)。

治法: 疏肝解郁泻火,养阴活血潜阳。

处方: 柴胡 9 g,茯苓 9 g,丹参 15 g,潼蒺藜 12 g,白蒺藜 12 g,青葙子 9 g,泽泻 9 g,白芍药 15 g,生地黄 12 g,绿萼梅 15 g,郁金 10 g,钩藤 15 g(后下),鬼箭羽 15 g,鸡血藤 15 g。14 剂。

二诊 (2019 年 8 月 30 日)

患者头晕头痛明显减轻,手指麻木感消失,饮食知味,二便正常,唯夜寐多梦。测血压 138/85 mmHg,面色转为正常。舌质淡暗,苔薄白,舌下系带肿胀减轻,脉弦。守上方加合欢皮 15 g。14 剂。并嘱其每日散步或慢跑 30 分钟以上。

三诊 (2019 年 9 月 13 日)

患者自觉诸证释然,夜寐安,心情愉快,测血压 105/75 mmHg,舌质淡,苔薄白,脉略弦。予活血潜阳颗粒剂 10 g×60 包,早晚各 1 包,开水冲服;珍菊降压片 1 片,每日 3 次;每日坚持体育锻炼 1 小时。随访 1 年,血压一直保持平稳。

[按语] 本案患者肝气郁结,日久化火,火动伤阴,阴虚水亏,水不涵木,肝阳亢盛;肝郁气滞,气滞血瘀,久郁入络入血致血瘀形成,发为头晕头痛,血压随之上升。治拟祛瘀泻火,平肝潜阳。赵师用柴胡疏肝散、自拟活血潜阳方加减,加绿萼梅、香橼皮等理气不伤阴且性平之品复诊时即见效。体育锻炼可使患者注意力分散,有助于舒畅心情,调节自主神经功能,使血压下降。诸种措施并举,收到良效。

(吴强)

案 5
任某,女,55 岁。

初诊 (2019 年 2 月 1 日)。

主诉: 头晕耳鸣半年余,加重 1 周。

病史: 患者半年前无明显诱因下出现头晕不适,伴耳鸣,耳鸣以夜间为甚,日间减轻,无视物模糊,无意识不清,无恶心呕吐,无四肢活动不利,无二便失禁。外院发现血压升高,血压最高时达 180/100 mmHg,诊断为"高血压病 3 级",予氨氯地平 5 mg,每日一次口服降压治疗,血压波动于 130~145/90~95 mmHg,头晕、耳鸣等症状未见明显好转。曾服用中药调治,均为滋阴平肝潜阳之类,亦未取得明显疗效。1 周前自觉头晕耳鸣加重,夜间无法入睡。今前来本院门诊求治。刻下:头晕,无头痛,耳鸣如蝉鸣较夜间为轻,夜间耳鸣声重,影响睡眠,口干,目干涩不适,晨起腹泻,无腹痛,纳差,病程中无视物模糊,无晕厥跌倒,无恶心呕吐,无四肢活动不利,无二便失禁。夜尿 3~4 次。大便稀,不成形。舌质淡红,苔白厚,脉细弦。

诊断: 西医诊断:高血压病。中医诊断:眩晕(脾肾阳虚,痰湿上扰)。

治法: 温阳健脾,利水渗湿。

处方: 苓桂术甘汤加减。制附子 6 g,茯苓 15 g,白芍 9 g,白术 9 g,白蒺藜 12 g,泽泻 12 g,葛根 15 g,干姜 6 g,肉豆蔻 15 g,补骨脂 15 g,五味子 10 g,吴茱萸 6 g,半夏 9 g,天麻 9 g。14 剂。

二诊 (2019 年 2 月 15 日)

患者服药 1 周后,头晕耳鸣较前改善,大便成形,每日 1 次。苔腻较前渐化。血压波动 135/85 mmHg 左右。舌淡红,苔白腻,脉细。原方继进 14 剂。

[按语] 年老体衰眩晕者多伴肾阳亏虚,脾阳不足,清阳不升,浊阴上乘脑窍,采用温阳利水法治疗,效果显著。本案患者晨起腹泻,纳差,此为脾肾阳虚,命门火

衰,脾阳不运,清阳不升;水湿不化,聚而为痰,痰湿上扰,则见头晕、耳鸣等症。以苓桂术甘汤加减治疗,以附子补火助阳,茯苓、泽泻利水渗湿,白芍养血,白术补气健脾,蒺藜平肝疏肝,葛根生津止渴,干姜温中散寒,肉豆蔻涩肠止泻,补骨脂补肾助阳,五味子敛肺滋肾、生津敛汗,吴茱萸散寒止痛,半夏燥湿化痰,天麻息风止痉。全方共奏温肾阳、补命门、健脾阳、利水渗湿,以升清降浊之功。

(吴强)

案6
王某,女,78岁。

初诊 (2019年10月15日)

主诉：头晕10年,加重1个月。

病史：有"高血压病"史10年,平日口服"硝苯地平控释片"联合"缬沙坦"降压,血压长期控制不理想。今测血压200/100 mmHg。目前头晕头胀,视物模糊,无明显头痛,无胸闷气促,腰背酸痛,四肢关节酸痛,双下肢乏力,夜寐差,纳食不馨,大便偏干,小便尚调。舌红绛,中有裂纹,苔薄白,脉细。

诊断：西医诊断：高血压病。中医诊断：眩晕(肝肾阴虚,肝阳上亢)。

治法：补益肝肾,活血潜阳。

处方：生地黄12 g,熟地黄12 g,山茱萸12 g,补骨脂15 g,益智仁12 g,桑寄生12 g,徐长卿15 g,防己9 g,独活9 g,丹参15 g,黄芪30 g,川芎9 g,红花6 g,莪术15 g,天麻9 g,钩藤9 g(后下),牛蒡子12 g,泽兰12 g,首乌藤30 g,合欢皮30 g,柏子仁15 g,酸枣仁15 g,淮小麦15 g,柴胡9 g,炙甘草15 g,川楝子12 g。7剂。水煎服。

二诊 (2019年10月22日)

测血压160/80 mmHg,眩晕改善,夜寐仍欠安,梦多,口干。舌红,苔薄白,脉细。上方加麦冬15 g、天花粉15 g、川黄连9 g。7剂。水煎服。

[按语] 本案患者为年老女性,形体消瘦,肝肾亏虚,阴虚于下,虚火乘之而发,阳亢于上,治疗上拟"滋苗者必灌其根"。赵师认为,高血压病的治疗不能一味只调节血压,要顾全整体,解决其他兼症,提高其生活质量,才能更好地治疗高血压病。用药时,注重升降相伍,常用柴胡配伍枳壳,佛手配伍八月札,川楝子配伍甘草,通过健脾益气、芳香宣通,恢复脾胃的正常生理功能。

(黄蓓)

脑动脉供血不足（眩晕）

案1　　　　　　　　　　　　　　　　　　　　　　李某，男，69岁。

初诊（2018年4月17日）

主诉：反复头晕1个月，加重2日。

病史：患者于大约1月前开始在无明显诱因下出现头晕阵作，视物旋转，近2日明显加重，遂来就诊。急诊查体：神清，气平，二肺呼吸音粗，未及明显干湿啰音。心率88次/分，律齐，无杂音。血压160/90 mmHg。腹软，无压痛反跳痛。四肢肌力正常。NS(－)。查头颅CT：老年脑改变、蝶窦、左侧上颌窦炎症。颈椎CT：C4～5椎间盘右后突出伴椎管周围性狭窄，颈椎退行性变伴椎管骨性狭窄。其余血常规、肝肾功能、电解质、心肌酶谱均在正常范围内。患者有高血压病史3年，平素服药不规则；3年前有脑梗死病史1次，无明显后遗症；2017年曾有右下肢静脉栓塞，血管外科手术植入滤网；2017年有肺栓塞病史；今年2月胃镜发现十二指肠球部溃疡。患者目前头晕阵作，视物旋转，头部活动时头晕加重，腰背酸痛，面色黧黑，平素耳鸣眼花，口苦口干不欲饮，胃纳欠佳，常有饥饿感，夜寐一般，大便日行1次，质偏软。舌淡，苔白厚腻，脉弦细。

诊断：西医诊断：脑动脉供血不足。中医诊断：眩晕(痰瘀互结，肝风扰动)。

治法：活血化痰，平肝通络。

处方：白蒺藜12 g、羚羊角粉0.6 g、党参15 g、丹参15 g、赤芍12 g、苍白术各9 g、怀山药12 g、生黄芪30 g、川芎12 g、桃仁10 g、红花6 g、莪术15 g、地龙12 g、水蛭6 g、青葙子12 g、蔓荆子12 g、川楝子12 g、炙甘草12 g、天麻12 g、钩藤10 g、石菖蒲12 g。5剂。

二诊（2018年4月23日）

患者服用5剂后，头晕基本缓解，腻苔逐渐转清，胃部不适明显减轻。患者自觉气短乏力，精神不济，动则自汗。舌淡，苔薄白腻，脉弦细。原方加太子参15 g、红景天12 g、浮小麦15 g、碧桃干12 g。14剂。

三诊（2018年5月7日）

患者服上方后，自觉精力改善，自汗减少，头晕未再发作，胃纳正常，大便成形。舌淡，苔薄白腻，脉弦细。故再以本方续进，共服1个月，巩固疗效。

[按语]　本案患者气虚血瘀为先，再则脾虚生痰，而痰瘀互结，兼有肝风上扰。

赵师抓住患者气虚血瘀的要点,治疗上以益气活血为主,佐以健脾化痰,兼以平肝息风。方以补阳还五汤化裁为主,平胃散健脾化痰,再以羚羊角粉、天麻、钩藤之属平肝息风。药中重用黄芪、党参益气,以桃仁、赤芍、川芎、红花、莪术、地龙、水蛭、川楝子活血通络。赵师喜川芎、桃仁、红花,三药联用,取川芎活血行气之效,为"血中气药";桃仁、红花行血而不动血且养血。赵师认为痰瘀互为因果,因"脾为生痰之源",临床所见痰瘀致眩的患者病机上多为脾虚生痰,因此治应健脾燥湿化痰,痰瘀同治,治痰不忘行瘀,治瘀不忘化痰。

(纪翠霞)

案2
李某,男,94 岁。

初诊 (2020 年 5 月 5 日)

主诉: 头晕 3 日。

病史: 患者 3 日前在无明显诱因下,出现头晕反复发作,有恶心呕吐,视物旋转,站立不稳,口干,平素偶有胸闷心慌,腰膝酸软,气短乏力,夜寐欠佳,夜尿较多,胃纳一般,大便正常。患者有"冠心病、房性早搏"病史多年,有"腔隙性脑梗死"病史 1 次,3 年前发现"中央型肺癌",未予任何手术及放化疗治疗。舌红,苔薄白腻,脉细涩。

诊断: 西医诊断:脑动脉供血不足。中医诊断:眩晕(气虚血瘀,痰瘀交阻)。

治法: 益气活血,化痰通络,补肾安神。

处方: 党参 15 g,丹参 15 g,太子参 15 g,红景天 15 g,生黄芪 30 g,苍白术各 9 g,赤芍 12 g,川芎 9 g,红花 6 g,桃仁 9 g,莪术 15 g,天麻 12 g,地龙 12 g,水蛭 6 g,当归 12 g,白僵蚕 12 g,全蝎 3 g,桑椹子 15 g,益智仁 15 g,补骨脂 15 g,山茱萸 12 g,石菖蒲 12 g,麦冬 15 g,南沙参 15 g,合欢皮 30 g,酸枣仁 15 g,黄连 9 g,肉桂 6 g,炙甘草 18 g,毛冬青 15 g,茶树根 15 g,川楝子 12 g,半枝莲 15 g,葶苈子 18 g。7 剂。

二诊 (2020 年 5 月 12 日)

患者服上方之后,头晕有所改善,胸闷心慌基本缓解,夜尿较为频数。舌红,苔薄白腻,脉细涩。上方加覆盆子 12 g,莲子 10 g。7 剂。

[按语] 赵师在长期的临床工作中发现,清热类药物对减轻心悸症状、控制快速型心律失常有较好的效果。赵师常用的清热药物有黄连、苦参、茶树根、毛冬青、葛根等。快速型心律失常患者常常可见心火偏胜的情况,这里的心火可以是实火也可以是虚火,从急则治其标的角度,在辨证论治的基础上,配合使用清热法是有助于短期内取得疗效的,对于快速型心律失常病情的控制有很大的帮助。

(罗家祺)

脑梗死（中风）

案 1
韩某，女，65 岁。

初诊（2019 年 11 月 29 日）

主诉：右侧肢体麻木 1 年余。

病史：有"高血压"史多年，目前服用西药控制尚可。患者右侧肢体麻木，时有头昏头胀，自觉咽喉不适，喉中黏腻，咳痰不爽，偶作头痛，无明显口干，无自汗、盗汗，无明显腰酸、耳鸣，胃纳一般，二便尚调，夜寐欠安，入睡困难，多梦易醒。舌质淡暗，苔白腻，脉弦滑。

诊断：西医诊断：脑梗死。中医诊断：中风，中经络（气虚血瘀，肝阳偏亢，痰瘀交阻）。

治法：益气活血，平肝潜阳，化痰通络。

处方：党参 15 g，丹参 15 g，赤芍 12 g，苍白术各 9 g，山药 12 g，川芎 9 g，红花 6 g，桃仁 9 g，莪术 15 g，天麻 12 g，钩藤后 12 g，青葙子 12 g，黄芩 12 g，细辛 6 g，地龙 12 g，水蛭 6 g，僵蚕 12 g，全蝎 3 g，当归 12 g，麦冬 12 g，天花粉 15 g，南沙参 15 g，合欢皮 30 g，夜交藤 30 g，酸枣仁 15 g，远志 12 g，淮小麦 15 g，金荞麦 12 g，石菖蒲 12 g，黄芪 30 g，蔓荆子 12 g，夏枯草 15 g，蜈蚣 3 g，浙贝母 12 g，紫石英 15 g。14 剂。

二诊（2019 年 12 月 13 日）

患者诉服上方后肢麻好转，夜寐多梦改善，但仍觉入睡时间较长，喉中痰黏不爽感较前好转，仍时有咽部不适，自觉近来汗出频频。舌质淡暗，苔白，脉弦滑。原方加用浮小麦 15 g、桔梗 6 g、木蝴蝶 9 g。14 剂。

三诊（2019 年 12 月 27 日）

患者欣喜来告，肢麻等诸症改善，咽部不适、汗出已瘥，夜寐已安，再投原方 14 剂善后。

［按语］ 本案患者年过六旬，气血不足，肝肾亏虚，气虚不能行血，气不能行，血不能荣，气血瘀滞，脉络痹阻，肝肾不足，则水不涵木，挟痰浊上扰清窍，故发为此病。治拟补阳还五汤加减以补气化瘀，佐以平肝化痰通络之治。方中蜈蚣为虫类药，《医学衷中参西录》认为其"走窜之力最速，内而脏腑外而经络，凡气血凝聚之处皆能开之"，"其性尤善搜风，内治肝风萌动、癫痫眩晕、抽掣瘛疭、小儿脐风，外治经

络中风、口眼歪斜、手足麻木"，赵师常配伍全蝎、僵蚕以增通络之功，取全蝎、蜈蚣兼有止痛之功。中医大家岳美中教授曾评价，"余历来使用蜈蚣、全蝎之经验，觉其镇痉之效，并不显著，而镇痛之力特强，用之得法，有立竿见影之妙"。对于合并夜寐不宁患者，赵师审证求因，常在原方中灵活化裁酸枣仁汤、温胆汤、交泰丸等方佐以紫石英等重镇安神之品，获效颇彰，加减变化之妙，存乎一心。

（葛华迅）

案 2

宋某，女，64 岁。

初诊（2018 年 10 月 5 日）

主诉：头痛 1 月余。

病史：患者于 1 个月前开始出现头痛、头胀反复发作，于 2018 年 10 月 4 日至某医院查头颅 CT：两侧基底节区多发腔隙性脑梗死。予活血扩血管等治疗，随后头痛头胀有所改善。刻下：头痛头胀明显，近期夜间睡眠差，喉中有黏痰。舌体胖质淡，苔薄白腻，脉细。

诊断：西医诊断：腔隙性脑梗死。中医诊断：中风，中经络（气虚血瘀，痰瘀交阻）。

治法：补气活血化痰。

处方：党参 15 g，丹参 15 g，赤芍 12 g，生黄芪 30 g，当归 12 g，地龙 12 g，水蛭 6 g，川芎 9 g，红花 6 g，桃仁 9 g，金荞麦 12 g，石菖蒲 12 g，莪术 15 g，天麻 12 g，全蝎 3 g，三七粉 2 g，合欢皮 30 g，远志 12 g，酸枣仁 15 g，茯神 15 g，淮小麦 15 g，川楝子 12 g，炙甘草 15 g，青葙子 12 g。14 剂。

[按语] 患者有长期高血压、糖尿病、痛风病史，后天脾胃之本已然不足，素体脾虚湿盛，因脾胃运化不佳，聚湿成痰，痰浊内蕴；痰浊壅滞，脉络不畅，气血运行不顺，而致瘀血；痰浊、瘀血共蒙蔽清窍，脑窍不养，导致眩晕。故症见眩晕，视物旋转，恶心呕吐，苔腻，脉弦滑。治疗上以半夏白术天麻汤平肝健脾化痰定眩为主，再以当归、川芎、赤芍药、桃仁、红花、三七粉以活血通络，以葛根助清阳上升，以牛膝引血下行。赵师善用经方，师古而不拘泥，提出"培土之本，以养心颐"的观点，注重痰瘀交阻，调理脾胃。赵师认为，心脑血管疾病往往表现为痰浊与瘀血互结，阻滞经络有关。痰之生成与正气不足有关，而与脾的关系最为密切，所谓"脾为生痰之源"。瘀多与气虚、气滞、血寒、血热有关，其产生与心肝脾最为重要。而在心脑病的治疗中，多见"本虚标实"，因此赵师主张"三通两补，顾护脾胃"。所谓三通，为通络、通痹、温通；两补，为补心气、补心阴。古语有言"胃气一败，百药难施"，如果脾胃功能异常，则任何宣通或者进补都不可能实现。因此，顾护脾胃的治疗应该贯穿

始终。

（纪翠霞）

案3
林某,男,75 岁。

初诊 （2018 年 10 月 12 日）

主诉: 左侧肢体乏力伴言语不利 1 个月。

病史: 患者 2018 年 9 月 2 日外出时突然左侧肢体无力,跌倒在地,随即言语含糊不清,当时神志清楚,无二便失禁。立即送往上海某三甲医院急查头颅 CT 示右侧基底节梗死灶。经予抗凝、改善脑血管功能、活血化瘀及对症支持治疗后,患者言语较前清楚,但话速缓慢,较为艰难。左侧肢体仍乏力,行走不利。既往有高血压、糖尿病病史。刻下:左侧肢体乏力,言语不利,神情倦怠,吞咽正常,口角流涎,小便频数,无咳嗽,无心悸心慌。血压血糖控制正常。舌暗淡,苔白,脉细涩。

诊断: 西医诊断:脑梗死。中医诊断:中风(气虚血瘀)。

治法: 补气活血化瘀。

处方: 补阳还五汤加减。黄芪 60 g,红花 9 g,当归 12 g,川芎 9 g,赤芍药 12 g,桃仁 9 g,地龙 9 g,水蛭 3 g,路路通 30 g,鸡血藤 15 g,威灵仙 12 g,白附子 6 g,僵蚕 12 g。14 剂。

二诊 （2018 年 10 月 26 日）

左侧肢体仍乏力,行走步态拖沓,语言较前清晰,自觉精神好转,舌质暗,苔白稍干,脉细。原方加入生地黄 15 g,南沙参 12 g。14 剂。

[按语] 急性脑血管疾病就是中医所谓的中风,分为缺血性卒中和出血性卒中,前者包括脑血栓形成、脑栓塞和腔隙性脑梗死,后者包括脑出血和蛛网膜下腔出血。中医认为中风是肝风内动,以猝然昏仆、不省人事、半身不遂、口眼歪斜、言语不利为主症的病证。《素问·生气通天论》云:"大怒则形气绝,而血菀于上,使人薄厥。"《素问·调经论》云:"血之与气,并走于上,则为大厥,厥则暴死,气复返则生,不返则死。"本案患者中风之后,正气亏虚,气虚血滞,脉络瘀阻所致。正气亏虚,不能行血,以致脉络瘀阻,筋脉肌肉失去濡养,故见半身不遂、口眼㖞斜。气虚血瘀,舌本失养,故语言謇涩;气虚失于固摄,故口角流涎、小便频数;舌暗淡,苔白,脉细涩为气虚血瘀之象。本方证以气虚为本,血瘀为标,即王清任所谓"因虚致瘀"。治当以补气为主,活血通络为辅。本方重用生黄芪,补益元气,意在气旺则血行,瘀去络通,为君药;当归尾活血通络而不伤血,用为臣药;赤芍、川芎、桃仁、红花协同当归尾以活血祛瘀;地龙、水蛭、路路通、鸡血藤、威灵仙、白附子、僵蚕通经活

络,力专善走,周行全身,以行药力,为佐药。

（吴强）

案 4

陈某,女,60 岁

初诊（2018 年 12 月 7 日）

主诉：头晕头痛 10 余年,加重 1 日伴左侧肢体麻木。

病史：患者有高血压病史 15 年,平素服用降压药,血压控制尚稳定。就诊前 1 日,与人发生争吵后出现头晕头痛加重,就诊时患者血压 150/100 mmHg,头颅 CT 示腔隙性脑梗死,神志清楚,口角稍见歪斜,左侧肢体麻木,活动尚可,时有肢体颤抖,伴心烦口干、耳鸣、夜寐多梦。舌质红,苔薄黄腻,脉弦。

诊断：西医诊断：腔隙性脑梗死。中医诊断：中风,中经络（风阳上扰）。

治法：平肝潜阳,活血通络。

处方：天麻钩藤饮加减。天麻 9 g,钩藤 9 g,生石决明 30 g,丹参 15 g,川芎 9 g,桃仁 9 g,红花 6 g,黄芩 9 g,川牛膝 12 g,杜仲 12 g,珍珠母 30 g,桑寄生 12 g,朱茯神 12 g。14 剂。

二诊（2018 年 12 月 21 日）

服药后患者头晕头痛减轻,测血压 140/90 mmHg,肢体仍有颤抖麻木,夜寐差。舌质红,苔薄黄,脉弦。再拟前法,原方加入鸡血藤 15 g、煅龙骨 30 g、煅牡蛎 30 g。14 剂。

上方巩固 2 周后,患者症状消失,血压稳定,行动如常。

[按语] 赵师对于中风中经络之风阳上扰证用天麻钩藤饮治疗,效果较好。本案患者为阴虚阳亢之体,肝肾阴虚,肝阳上亢,亢则生风,风扰清窍则头晕头痛;阴虚生内热,热而化火,阴虚于内,阳越于外,营卫失和则心烦口干;肝风内动,筋脉失养则肢体颤抖。情志失调,郁怒过度,肝阳暴动,引动心火,风火相煽,可使肝气横逆上冲,血随气逆,并走于上,心神昏冒,遂致猝倒无知,发为中风。赵师在临床上常对患者说,调节情志可以避免心脑血管疾病的突然发作。天麻钩藤饮出自《杂病证治新义》,是治疗肝阳偏亢,肝风上扰的有效方剂。方中天麻、钩藤息风止痉,石决明、珍珠母平肝潜阳,丹参凉血消痈,川芎活血行气,桃仁活血祛瘀,红花祛瘀止痛,黄芩清热燥湿,牛膝补肝肾、强筋骨,桑寄生补肝肾。

（吴强）

脑梗死（眩晕）

案 王某,女,76岁。

初诊（2018年5月16日）

主诉：反复头晕半个月。

病史：入院患者神清,气平,精神软,血压120/70 mmHg,心率73次/分,四肢肌力肌张力正常,双下肢不肿。患者诉半个月来无明显诱因下突发头晕,呈阵发性,有摇晃感,自觉行走时如踩棉花,喉中自觉有痰,偶有咳嗽咳痰,量一般,痰白黏,时有胃脘不适,胃中痞满,多食则胀。患者既往有"腔隙性脑梗死"病史1次。1周前患者于某医院门诊诊断为高血压病,口服氨氯地平2.5 mg,每日1次,自诉血压控制平稳;有慢性萎缩性胃炎病史20余年,定期医院随访。舌淡暗,苔薄腻,脉沉滑。

诊断：西医诊断：腔隙性脑梗死。中医诊断：眩晕(痰瘀互结,气阴两虚)。

治法：活血化痰,益气养阴。

处方：丹参15 g,赤芍12 g,生黄芪30 g,苍白术各9 g,地龙12 g,水蛭6 g,川芎9 g,红花6 g,南沙参15 g,麦冬15 g,天花粉15 g,陈皮9 g,制半夏12 g,天麻12 g,珍珠母30 g,柴胡9 g,八月札12 g,炙甘草15 g,川楝子12 g,玫瑰花6 g,藤梨根12 g。14剂。

[按语] 本案患者脾胃不运,痰凝气滞,瘀血阻脉,气阴两虚,赵师分析患者脾胃部症状明显,脾虚气滞,故而痰瘀相生。治疗上以理气健脾化痰为先,再兼以活血益气养阴。拟方以二陈汤合平胃散化痰为主,再以柴胡、八月札、川楝子、玫瑰花、藤梨根等通畅气机,佐以丹参、水蛭、红花、地龙等活血,兼以黄芪、南沙参、麦冬、天花粉等益气养阴。痰瘀互为因果,因"脾为生痰之源",临床所见痰瘀致眩的患者病机上多为脾虚生痰,因此治应健脾燥湿化痰。而痰浊阻络,气血不畅,而瘀血自生,所以治疗上也强调痰瘀同治,治痰不忘行瘀,治瘀不忘化痰。本案患者服药1周后脾胃胀满减轻,咳痰减少,2周后头晕逐渐改善,症情向好。

（罗家祺）

脑出血后遗症（中风）

案   管某,女,65 岁。

初诊（2019 年 1 月 15 日）

主诉：左下肢发热感 10 月余。

病史：2018 年 2 月患者曾因"脑出血"于我院住院治疗后好转出院,当时查头颅 CT 平扫提示：右侧屏状核高密度影。出院后遗留左下肢发热,无四肢活动障碍,遂来院就诊。既往有"高血压病"史 10 余年,口服用药不详,3 月余前因天气变冷后患者出现血压偏高,140～150/80～90 mmHg,无明显头晕头痛,无恶心呕吐。刻下：左下肢发热感,口干口苦,烦躁易怒,痰多色白,胃纳可,夜寐安,大便一日二行,成形,小便调。舌红苔薄白,脉细。

诊断：西医诊断：脑出血后遗症。中医诊断：中风,中经络(肝肾不足,肝阳上扰)。

治法：平肝潜阳,滋补肝肾。

处方：煅龙牡各 30 g,珍珠母 30 g(先煎),豨莶草 15 g,羚羊角粉 0.6 g(冲服),党参 15 g,丹参 15 g,赤芍 12 g,苍白术各 9 g,葛根 15 g,苦参 15 g,生熟地各 12 g,山茱萸 12 g,茯苓 12 g,泽泻 12 g,牡丹皮 12 g,枸杞子 15 g,白菊花 6 g,青葙子 15 g,川芎 9 g,红花 6 g,桃仁 9 g,莪术 15 g,天麻 12 g,钩藤 10 g(后下),生黄芪 30 g,石菖蒲 15 g,金荞麦 15 g,川楝子 12 g,炙甘草 15 g,麦冬 15 g,南沙参 15 g。14 剂。

二诊（2019 年 1 月 28 日）

服药后患者诸证减轻,续方 14 剂。

[按语] 本案患者因中风后遗留肢体感异常,辨证属肝肾不足,肝阳上亢。赵师予煅龙牡、珍珠母、羚羊角粉、青葙子平肝潜阳,豨莶草、苍白术等祛风除湿,葛根、苦参辅助降压,金荞麦、石菖蒲化痰,川楝子疏肝理气,并合六味地黄丸滋补肝肾,标本兼治。

（曹阳）

脑梗死后遗症（中风）

案 1　　　　　　　　　　　　　　　　　　　　　　　张某,男,65 岁。

初诊（2019 年 7 月 23 日）

主诉：双下肢乏力 1 年余。

病史：2018 年患者曾发作"腔隙性脑梗死"3 次,遗留双下肢乏力,脚踩棉花感,步态不稳,双手握力下降,无头晕手麻。刻下：双下肢乏力,脚踩棉花感,行走不稳,双手握力下降,口不干,大便干结,胃纳可,夜寐安,夜尿 3 次。舌红中有裂纹,苔白腻,脉弦。

诊断：西医诊断：脑梗死后遗症。中医诊断：中风后遗症,中经络（气虚血瘀）。

治法：补气活血,化瘀通络。

处方：党参 15 g,丹参 15 g,赤芍 12 g,生黄芪 30 g,当归 12 g,川芎 9 g,红花 6 g,桃仁 9 g,莪术 15 g,天麻 12 g,地龙 12 g,水蛭 6 g,白僵蚕 12 g,制川军 12 g,火麻仁 30 g,川楝子 12 g,炙甘草 15 g。14 剂。

二诊（2019 年 8 月 6 日）

服药后患者诸证减轻,续方 14 剂。

[按语]　患者中风之后,正气亏虚,气虚血滞,脉络瘀阻,出现中风后遗症。中风之证,赵师擅用补阳还五汤,此方见于《医林改错》,是王清任所创气虚血瘀理论的代表方剂。方中重用黄芪大补脾胃之元气,配当归活血养血,以赤芍、川芎、桃仁、红花助当归活血祛瘀,佐地龙通经活络。赵师除用本方治疗脑梗死后遗症外,亦用于冠心病心绞痛的治疗。

（曹阳）

案 2　　　　　　　　　　　　　　　　　　　　　　　彭某,女,87 岁。

初诊（2020 年 3 月 24 日）

主诉：左侧肢体活动障碍 3 日。

病史：3 日前患者无明显诱因下出现左侧肢体活动障碍,口角歪斜,头晕,无黑蒙晕厥,查体左侧肢体肌 0 级,左侧鼻唇沟变浅,于我院诊断为"腔隙性脑梗死"。

刻下：左侧肢体活动障碍，口角歪斜，痰多，口苦，大便三日一行，胃纳可，夜寐差，小便调。舌红，苔黄腻，脉弦。

诊断：西医诊断：脑梗死后遗症。中医诊断：中风病，中经络(气虚血瘀，痰瘀阻络)。

治法：补气活血，化瘀通络。

处方：党参15g，丹参15g，当归12g，生黄芪30g，苍白术各9g，石菖蒲9g，浙贝母12g，黄芩12g，川芎9g，红花6g，桃仁9g，地龙12g，水蛭6g，全蝎3g，三七粉2g，白僵蚕12g，路路通12g，伸筋草15g，夜交藤30g，枣仁15g，茯神15g，淮小麦15g，川楝子12g，炙远志12g，炙甘草12g。14剂。

二诊（2020年4月7日）

服药后患者诸症减轻，续方14剂。

[按语] 本案患者辨证属气虚血瘀证，以补阳还五汤加减。方中重用黄芪补气，配当归养血，合赤芍、川芎、桃仁、红花、地龙以活血化瘀通络，加党参益气通络，伍水蛭、全蝎、僵蚕、路路通、伸筋草等破血通络。

（曹阳）

梅尼埃病（眩晕）

案

宋某，女，40岁

初诊（2019年1月4日）

主诉：反复头晕目眩2年，加重3日。

病史：患者有头晕史2年，曾于上海某医院诊断为"梅尼埃病"。3日前，患者无明显诱因下出现头晕，就诊时患者头晕，头重如蒙，恶心纳呆，干呕，吐涎沫，胸闷脘痞，口中黏腻，形体偏胖。舌质淡，舌苔白腻，脉弦。

诊断：西医诊断：梅尼埃病。中医诊断：眩晕(痰浊中阻，清窍被蒙)。

治法：健脾祛湿化痰。

处方：半夏白术天麻汤汤加减。半夏9g，天麻9g，白术9g，苍术9g，茯苓皮9g，茯苓12g，陈皮6g，党参12g，神曲9g，石菖蒲12g，丹参12g，炙甘草12g。14剂。

二诊（2019年1月14日）

患者诉头晕干呕明显改善，唯口干口苦，时有心烦。舌质红，苔薄白黄腻，脉弦。此为湿郁化热之象,治拟加用清热化湿之品。原方加入黄连6g、黄芩9g、石菖蒲12g、代赭石9g、竹茹12g。14剂。

三诊 (2019年1月28日)

上方再续14剂后,患者眩晕不作。

[按语] 梅尼埃病,是由于内耳膜迷路水肿,导致平衡功能发生障碍,因而出现眩晕等一系列症状。其主要临床表现为发作性旋转性眩晕、一侧性耳鸣耳聋,伴有恶心呕吐、出冷汗、面色苍白,检查可见自发性水平性眼球震颤等。本病属中医学"眩晕"范畴,多因素体肝肾阴虚,加之后天失于调摄,或恣食肥甘厚味,或情志过激,以致气血不足,痰浊阻滞,清阳不升,或肝火上炎或肝阳上亢引动内风所致。赵师对于痰浊中阻,清窍被蒙之眩晕,采用健脾祛湿化痰之法,常用半夏白术天麻汤加减,效果甚佳。该方中以半夏燥湿化痰,天麻息风止痉,白术补气健脾,苍术燥湿健脾,茯苓皮、茯苓利水渗湿,陈皮理气健脾,党参补中益气,神曲消食和胃,石菖蒲开窍宁神,丹参凉血消痈,甘草调和药性。

(吴强)

短暂性脑缺血发作(眩晕)

案　　　　　　　　　　　　　　　　　　　　　　　陈某,女,87岁。

初诊 (2019年12月3日)

主诉:反复头晕伴视物旋转3日。

病史: 3日前患者无明显诱因下出现头晕,伴视物旋转,无黑蒙晕厥,无四肢活动不利,于外院诊断为"短暂性脑缺血发作"。既往有高脂血症、GPT升高史。刻下:头晕反复发作,视物旋转,转侧加重,伴颈项板滞,左上肢麻木,胸闷心慌,干咳无痰,耳鸣,腰酸,纳寐可,大便调,夜尿多。舌淡红,苔根白腻,脉弦。

诊断:西医诊断:短暂性脑缺血发作。中医诊断:眩晕(气阴两虚,瘀血阻络)。

治法:益气养阴,活血化瘀。

处方:党参15g,丹参15g,赤芍12g,太子参15g,红景天15g,黄芪30g,川芎12g,红花6g,桃仁9g,莪术15g,天麻12g,水蛭6g,地龙12g,麻黄12g,当归12g,牛蒡子12g,白僵蚕12g,泽兰12g,麦冬15g,南沙参15g,天花粉15g,青葙子12g,合欢皮30g,炙远志12g,酸枣仁15g,川楝子12g,生山楂15g,决明子20g,葛根 15 g,垂盆草 15 g,炙甘草 12 g。14 剂。

二诊（2019 年 12 月 17 日）

服药后患者诸症减轻,续方 14 剂。

[按语] 本案患者虚、瘀皆有,组方以补气、活血为主,加麦冬、南沙参、天花粉、青葙子等平肝潜阳。另,本案患者有高血脂及肝功能损伤,予垂盆草降转氨酶,生山楂、决明子、葛根合用以降血脂,对症治疗。

（曹阳）

颈椎病（眩晕）

赵国定心脑病证经验撷英

案 宣某,女,76 岁。

初诊（2020 年 4 月 7 日）

主诉： 反复头晕伴视物旋转 2 日。

病史： 2 天前患者无明显诱因下出现头晕,伴视物旋转,恶心呕吐 1 次,呕吐胃内容物,无呕血黑便,无黑蒙晕厥,无四肢活动不利,于我院查颈椎 CT 提示：颈 3～4 椎间盘膨出,颈椎退行性改变,头颅 CT 未见明显异常。既往有高血压、糖尿病、冠心病史。刻下：头晕反复发作,视物旋转,旋颈加重,伴颈项板滞,偶感手麻,无头痛头胀,活动后气急,喉中有痰,口干口苦,形寒肢冷,大便不成形,5～6 次/日,胃纳可,夜寐差,小便调。舌紫暗,苔白腻,脉弦细。

诊断： 西医诊断：椎动脉型颈椎病。中医诊断：眩晕(脾肾两虚,痰瘀交阻)。

治法： 补肾健脾化痰,活血化瘀。

处方： 人参 5 g,丹参 15 g,黄芪 30 g,生熟地各 12 g,山茱萸 12 g,茯苓 12 g,泽泻 12 g,牡丹皮 15 g,怀山药 15 g,苍白术各 9 g,柴胡 9 g,枳壳 9 g,佛手 9 g,八月札 12 g,牛蒡子 12 g,泽兰 12 g,徐长卿 12 g,石菖蒲 12 g,川芎 9 g,红花 6 g,地龙 12 g,黄精 15 g,蓴菜 15 g,野葡萄藤 15 g,天麻 12 g,珍珠母 30 g,合欢皮 30 g,酸枣仁 15 g,炙远志 12 g,茯神 15 g,淮小麦 15 g,麦冬 15 g,淫羊藿 15 g,补骨脂 15 g,炙甘草 12 g。14 剂。

二诊（2020 年 4 月 21 日）

服药后患者诸症减轻,续方 14 剂。

[按语] 椎动脉型颈椎病是指由于颈椎退变机械性压迫因素或颈椎退变所致颈椎节段性不稳定,致使椎动脉遭受压迫或刺激,使椎动脉狭窄、折曲或痉挛,导致

椎-基底动脉供血不足,从而出现一系列症状。本案患者辨证属脾肾两虚,予六味地黄丸合四君子汤补肾健脾,另佐以活血化瘀、化痰通络之品。

(曹阳)

头痛

案 徐某,女,63 岁。

初诊(2019 年 12 月 20 日)

主诉:头痛 1 月余。

病史:患者近 1 个月头痛头胀,时作时止,痛时整头疼痛,有针扎感,颈项不适,恶寒畏风,吹风尤甚,神疲乏力,长期服用止痛药。平素口干欲饮,动则气促,手足麻木。血压 118/80 mmHg,三酰甘油 5.0 mmol/L。有高血压、高血脂病史。舌体胖,苔薄白,有裂纹,脉浮。

诊断:头痛(风寒头痛)。

治法:疏风散寒。

处方:荆芥 9 g,防风 9 g,羌活 12 g,白芷 12 g,川芎 9 g,桃仁 9 g,红花 6 g,青葙子 9 g,蔓荆子 9 g,葛根 15 g,决明子 18 g,生山楂 15 g,党参 15 g,丹参 15 g,黄芪 30 g,葶苈子 18 g,麦冬 15 g,天花粉 15 g,南沙参 15 g,石菖蒲 12 g,半夏 9 g,炒白术 12 g,细辛 6 g,黄芩 12 g,川楝子 12 g,炙甘草 15 g。14 剂。

二诊(2020 年 1 月 3 日)

患者头痛得减,目前双太阳穴胀痛,口干苦,动则汗出,夜寐欠安。原方加瘪桃干 18 g、苦参 15 g、合欢皮 30 g、柏子仁 9 g、酸枣仁 9 g、远志 12 g、淮小麦 15 g、茯苓皮 18 g。14 剂。

[按语] 本案患者头痛伴有气促,为风邪袭肺,遏阻清阳所致。《素问·太阴阳明论》所谓"伤于风者,上先受之",即为此意。若风邪稽留经脉,阻滞不通,则往往头痛剧烈,难以忍受,甚则其痛或偏或正,休作无时,迁延不愈而成"头风"。川芎茶调散为治疗头痛之名方,方中川芎走而不守,能上达巅顶,下至血海,行血中之气,长于止痛,为治头痛之要药。正如《病因赋》所说:"头痛必须用川芎。"羌活善于治太阳经头痛,细辛善于治少阴经头痛,白芷善于治阳明经头痛,三药相伍,乃治头痛之良剂也。荆芥、防风疏散上部邪风;青葙子、蔓荆子清利头目,疏风散热。服之则使风邪去而清阳升,经脉通而头痛止。赵师认为,刺痛即患者口中的针扎样疼

痛,在中医的理论里是瘀血的一种表现,瘀血阻滞脉道,气行受阻,当气与血相搏,互盛互衰的时候便出现刺痛。疼痛呈游走性,和中医的风很相似,风为百病之长,善行数变,游走不定为其特点。又因瘀血阻滞和气虚、气滞有关,痛则不通,不通则痛,气为血之帅,补气也是关键,补气活血祛风为治疗此案的准则。故方中又加入桃仁、红花、丹参活血化瘀,党参、黄芪补气行血,余随症而施,诸药合用,共奏疏风散寒、补气活血之功。

（丁茜）

帕金森病（颤证）

案 尹某,男,70岁。

初诊（2019年12月13日）

主诉：四肢震颤活动障碍3年。

病史：患者四肢震颤活动障碍3年。在外院确诊为"帕金森病",目前服用左旋多巴等药物治疗,症状无明显改善。刻下:患者四肢震颤,以上肢和头面部尤甚,每遇情绪波动加重,伴有情绪低落,懒言,心烦多梦,口干,大便干结,纳少,夜寐不安。舌红,苔薄黄,脉弦细。

诊断：西医诊断:帕金森病。中医诊断:颤证(血虚风动,脉络失和)。

治法：养血柔肝,和络止痉。

处方：羚羊角粉0.6g,天麻9g,钩藤9g,灵磁石30g,龙齿30g,石决明15g,全蝎3g,白芍12g,生地黄12g,熟地黄12g,五味子15g,赤芍12g,黄芪30g,党参15g,当归12g,茯苓12g,炙甘草15g。14剂。

二诊（2019年12月27日）

患者颤动略有减轻,情绪好转,舌红,苔薄白,脉弦细。继服原方14剂。

三诊（2020年1月10日）

患者颤动频率减少,程度亦有减轻,仍口干,纳食较少。舌红,苔薄黄腻,脉弦细。原方加炒谷麦芽各15g。14剂。

[按语] 颤证是以头部或肢体摇动颤动,不能自制为主要临床表现的一种病证。本病相当于西医帕金森病,后者又称震颤性麻痹,属中枢神经系统疾病,好发于中老年人。颤证轻者表现为头摇动或手足微颤,重者可见头部振摇,肢体颤动不止,甚则肢节拘急,失去生活自理能力。中医又称本病为"振掉""颤振""震颤"。本

病以心肝为核心,其病因多是火热动风和生痰为患。

《素问·至真要大论》说:"诸风掉眩·皆属于肝。"《素问·五常政大论》有"其病摇动""掉眩巅疾""掉振鼓栗"等描述,阐述了本病以肢体摇动为主要症状,属风象,与肝肾有关。王肯堂《证治准绳·颤振》指出:"此病壮年鲜有,中年以后乃有之,老年尤多。夫老年阴血不足,少水不能制盛火,极为难治。"

本案病程较长,年老体弱者,其肝肾亏虚,气血不足等本虚之象逐渐突显。治疗当滋补肝肾,益气养血,调补阴阳为主,兼以息风通络。

(吴强)

第四章
查房实录

冠心病及慢性心功能不全（胸痹）

案 1

【病史汇报】

2019 年 3 月 14 日查房：患者张某，男性，77 岁。因"反复胸闷、心慌 3 年，加重 1 日"入院。患者 3 年前无明显诱因下出现胸闷心慌，劳累后偶可诱发，无胸痛，未曾就诊，长期自服保心丸治疗。3 月 13 日晚上患者出现胸闷、心慌，心率 110 次/分，血压 160/90 mmHg。既往有高血压病史 10 余年，长期口服 CCB 类药物治疗，血压控制可，"慢性支气管炎"病史 20 余年，每逢季节变化便咳嗽咳痰。心肌桥病史。西医诊断为冠心病，慢性心功能不全，心功能 2～3 级。结合中医四诊综合考虑，中医诊断为胸痹，痰阻心脉证。

四诊摘要： 患者胸闷心慌，严重时胸痛伴左后背牵涉痛，头晕乏力，口干喜饮，腰酸背痛，大便不畅，夜尿略频，胃纳可，夜寐一般。舌淡暗，苔白腻，脉细涩。

处方： 生熟地各 16 g，补骨脂 15 g，山茱萸 12 g，淫羊藿 15 g，茯苓 12 g，泽泻 12 g，桂枝 12 g，瓜蒌皮 15 g，葛根 15 g，苦参 15 g，黄芪 30 g，川芎 9 g，桃仁 9 g，红花 6 g，甘松 12 g，鹿角片 12 g，葶苈子 18 g，远志 12 g，石菖蒲 12 g，地龙 10 g，炙甘草 15 g，柴胡 9 g，八月札 12 g。14 剂，水煎服。

【师生讨论】

赵师： 胸痹之病，阳微阴弦，即胸阳不足，阴邪搏结，阴乘阳位，气机不利。患者冠心病 PCI 术后，心阳受损，心气不足，痰浊瘀血阻滞心脉，痰盛者胸闷，瘀重者则痛,属本虚标实。治当标本兼治,扶正祛邪,以温补心肾、活血化痰、祛瘀通络、兼顾调理脾胃为治则治法。

学生:《金匮要略》有相关胸痹治则论述吗?

赵师:"胸痹,心中痞气,气结在胸,胸满,胁下逆抢心,枳实薤白桂枝汤主之;人参汤亦主之。""心痛彻背,背痛彻心,乌头赤石脂丸主之。""胸痹之病,喘息咳唾,胸背痛,短气,寸口脉沉而迟,关上紧数,瓜蒌薤白白酒汤主之。""胸痹不得卧,心痛彻背者,瓜蒌薤白半夏汤主之。"

本案患者病机为心肾阳虚,心脉闭阻,故欲祛邪者当补其气,气行则血行。予淫羊藿、鹿角片、甘松、桂枝、瓜蒌皮、补骨脂、山茱萸诸药相须为用,温阳通痹;川芎、桃仁、红花活血化瘀,合用地龙之虫类药加强通络化瘀之效;石菖蒲、葶苈子、茯苓、泽泻等化痰;炙甘草养心;柴胡、八月札调理脾胃。

学生:胸痹与肾有何关系?

赵师:在五脏中,心居上位属阳,五行属火,肾在下位属阴,五行属水,"相火之下,水气承之",心火下降于肾,使肾水不寒,肾水上济于心,使心火不亢。一水一火,一上一下,一升一降,维持心肾两脏腑之间生理功能的平衡,维持人体上下的协调。肾虚不能藏精,濡养心脉,精不化气,不能熏肤充身泽毛、温煦机体、护卫肌表,机体就容易感受阴寒之邪,使心脉痹阻,气血运行不畅,胸痹由此发生。胸痹是由上焦阳虚、下焦阴邪盛所致,治疗当宣痹通阳。其属本虚标实,会出现痰湿、瘀血等病理产物,使病情愈加复杂,但治病求本,须从补肾入手。《景岳全书》中记载:"心本乎肾,所以上不安者,未有不由乎下,心气虚者,未有不由乎精。"心与肾水火共济,上下则安,水火失济,则上下志忑。明代医家周慎斋认为,补心应先补肾,并称之为心肾之法。清代医家魏念庭也认为用温补肾阳法能温煦心阳,使心阳充足,提升正气以抵御邪气。

(曹会杰)

案2

【病史汇报】

2018年3月13日查房:患者王某,女,88岁。因"反复胸闷心慌气促1月余,加重3日"入院。患者明确冠心病,房颤病史4年,起搏器植入术后4年,长期反复间断性劳累后胸闷心慌。1个月前患者出现胸闷、心慌、气促、气喘,动则尤甚,休息后好转,伴双下肢浮肿,3日前患者自觉病情加重就诊。3月11日肌红蛋白84.51 ng/ml,脑钠肽355.77 pg/ml,激酸激酶同工酶3.73 ng/ml,超敏肌钙蛋白I 0.224 ng/ml,电解质提示低钠低氯。胸部CT示:右肺中叶、下叶及左肺舌段纤维条索,右肺下叶钙化灶。肺淤血、轻度间质水肿,心影增大、心包增厚、少量积液;冠状动脉及主动脉壁部分钙化。纵隔内及右肺门部分淋巴结钙化。心脏起搏器内置中。附见:胆囊颈部结石;脾门及脾动脉壁多发钙化。心电图:心室起搏心率。患者既往有"慢性阻塞性肺疾病"病史,长期咳嗽咳痰;有"高血压病"病史10年,目前服用"珍菊降压片1粒,每日2次口服";"2型糖尿病"史20年,目前使用"精蛋白锌重组人胰岛素混合注射液(优泌林70/30针)早14U、晚12U iH.餐前30分钟";有"肾功能不全"病史多年;有"肾结石、胆结石"病史多年,长期自服胆宁片。西医诊断为冠心病、慢性心功能不全,心功能3~4级。四诊合参,中医诊断为胸痹,心肾阳虚证。

四诊摘要: 患者目前胸闷,活动后加重伴气喘,咳痰,痰色白,泡沫样,量少,纳可,口干欲饮,肢体麻木不适,畏寒怕冷,肢体平素冰凉,大便不畅,2~3日1次,双下肢略浮肿。舌淡暗,舌根部苔薄白腻,脉沉细滑。

处方: 人参10g,丹参15g,郁金12g,猪苓12g,茯苓12g,鹿角霜15g,太子参20g,瓜蒌皮15g,紫菀12g,益母草15g,红花12g,川芎12g,白术12g,红景天15g,桃杏仁各12g,麻子仁30g,生黄芪15g,茶树根12g,毛冬青15g,补骨脂15g,山茱萸12g,石菖蒲12g,炙甘草15g,茯苓皮18g,苦参15g,葛根12g,桂枝12g。14剂,水煎服,每日2次。

【师生讨论】

赵师: 本案患者为胸痹,心肾阳虚证,以益气养心、化瘀通络、化痰祛湿、温阳利水、润肠通便为治则治法。关于胸痹,《黄帝内经》中有较多的症状描述,大家说说看。

学生: 《素问·藏气法时论》曰:"心病者,胸中痛,胁支满,胁下痛,膺背肩胛间痛,两臂内痛。"《灵枢·厥病》曰:"真心痛,手足青至节,心痛甚,旦发夕死,夕发旦死。"如何理解从脾胃论治胸痹?

赵师: 生理上:《灵枢·经脉》"脾足太阴之脉……其支者复从胃别上膈,注心中",脾经分支在胃部别出后,注于心中与手少阴心经交接。《素问·平人气象论》"胃之大络,名曰虚里……出于左乳下",而左乳下亦是心尖搏动之处所在。综上可见,脾胃与心在经络循行及经气流注过程中存在着密切的联系。在生理功能中,脾胃与心相互为用。脾胃为后天之本,气血生化之源,《素问·经脉别论》"食气入胃,浊气归心,淫精于脉",脾胃运化水谷精微,其中的稠厚精华部分上注心脏,以充养血脉,故脾胃健运,心脉得以充养,为心脏正常功能的发挥提供了物质基础。

病理上:脾胃虚衰,水谷之气化生不足,导致宗气亏虚、心气亏少,无力推动血行,进而瘀血内停,痹阻心脉,不通则痛;若中焦脾胃阳虚,寒邪凝滞,可见心下痞塞;子病及母,导致心胸阳气受损,阳虚不能化饮,阴寒之邪上犯心胸,寒凝心脉,阳遏心阳,气机不展,可见胸闷心痛、四肢不温等症。若饮食不节损伤中焦,脾胃运化失司,水谷精微失布而致痰浊内生,壅塞心脉。痰浊阻滞气机日久,气血运行不畅,瘀血内停,痰浊与瘀血相互搏结于心脉,心脉痹阻,可见胸闷心痛,气短痰多等症。治疗上要注重补中益气活血、温中散寒宣痹、和中祛痰行瘀。

学生: 如何合理用药,化解胸痹中的痰瘀之患?

赵师: 胸痹之病,常常为本虚标实,虚实夹杂。虚者多见气虚、阳虚、阴虚、血虚,尤以气虚、阳虚多见;实者不外气滞、寒凝、痰浊、血瘀,并可交互为患。痰湿为主者,常见胸闷;瘀血为主者,常见胸痛,抑或二者兼有。心在体合脉,胸痹日久,心脉瘀滞,心血闭阻,脉络不通,痰瘀在胸痹后期常常贯穿始终,且胶着为痼,故在治疗时勿忘通络原则,通络勿忘补气扶正。本案患者年事已高,诸脏亏虚,久病损及阳气,心肾亏虚,痰瘀内阻心脉,心肾阳虚,水无所主,停聚肌肉腠理。故以人参、鹿角、补骨脂、桂枝、黄芪等益气温阳补其本,猪苓、茯苓、白术、石菖蒲化痰,丹参、郁金、益母草、桃仁、红花、川芎、红景天活血化瘀,桃杏仁、麻子仁润肠通便,紫菀、桃仁止咳化痰,茶树根、毛冬青、苦参、葛根可改善心肌氧耗,恢复血管内皮细胞功能,改善动脉硬化程度。

(曹会杰)

案 3

【病史汇报】

2018 年 10 月 30 日查房:患者刘某,女,86 岁。因"反复胸闷心慌 30 余年,加重伴咳嗽咳痰 2 日"入院。患者有冠心病房颤病史 30 余年,长期反复胸闷心慌,2 日前天气变化,患者出现胸闷心慌加重,活动后可加重,伴双下肢浮肿,咳嗽咳痰,咳黄脓痰,痰量较多。既往有"慢性支气管炎"病史 30 余年,有"高血压病"病史 30 余年,"心房颤动"病史 30 余年。西医诊断为冠心病,心律失常,高血压,2 型糖尿病。中医诊断为胸痹,心肾气虚、痰瘀互结证。

四诊摘要: 患者目前胸闷心慌,活动后尤甚,双下肢水肿,咳嗽,咳黄脓痰,痰量较多,口唇略发绀。胃纳可,二便尚调,夜寐安。舌淡,苔薄白,脉沉细。

处方: 党参 15 g,丹参 15 g,赤芍 12 g,黄芪 30 g,桂枝 12 g,瓜蒌皮 15 g,茶树根 12 g,毛冬青 15 g,葶苈子 15 g,茯苓皮 18 g,车前子 15 g,金荞麦 12 g,石菖蒲 12 g,浙贝母 12 g,款冬花 12 g,川芎 9 g,红花 6 g,桃杏仁各 9 g,附子 9 g,合欢皮 30 g,川楝子 12 g,炙甘草 15 g。7 剂,水煎服,每日 2 次。

【师生讨论】

赵师: 本案患者耄耋之年,胸痹日久,心阳不足,痰瘀内阻,心脉不通,缠绵不愈。又遇天气寒冷,阴寒侵袭,胸阳受遏,胸痹加重。法当温阳利水,益气养阴,化痰活血通络。

学生: 请问赵老,如何理解活血化瘀在冠心病中的运用?

赵师: 在整个病情发展过程中,瘀血始终存在于疾病的每一阶段,成因多样且复杂。外伤可致离经之血为瘀;气虚则血行不畅而为瘀血;情志不舒致气机郁结,血行不畅而致瘀血;寒邪侵犯致寒凝气滞、瘀血阻滞;邪热入血,致血热内结,热灼阴血,煎熬成瘀血。瘀血既是病理产物,又是致病因子。冠心病患者多为中老年人,随年龄增长,五脏功能减退,气虚不能运血,血行无力则瘀阻脉络,病因和病理产物交替叠加,使病情缠绵难愈。在治疗过程中,活血化瘀疗法在急性期可缓解心绞痛,中长期则可达到预防急性冠状动脉事件,改善、稳定粥样斑块,起到标本兼治,短期和中长期疗效的多重性作用。

学生: 临床中常用的治疗冠心病活血化瘀药物有哪些呢?

赵师: 临床中多选用桃仁、红花、丹参、赤芍等活血化瘀之品,并多用葛根于方中扩血管;瘀血重者可选用莪术;甚者可加用虫类药物,如水蛭、地龙、土鳖虫、穿山甲等破血活血,通经活络。

学生: 如何理解本案理法方药思路?请赵师详解。

赵师: 我们之前曾讲解过,胸痹之病,阳微阴弦,本虚标实,虚实夹杂,治当固本扶正,祛邪通络。故方中以黄芪、党参益气,桂枝、附子温阳,佐以化痰止咳之金荞麦、石菖蒲、浙贝母、款冬花、杏仁;以川芎、红花、桃仁活血化瘀,茯苓皮、车前子利水消肿,茶树根、毛冬青取西药药理作用,改善心悸、房颤症状。

(曹会杰)

案 4

【病史汇报】

2020 年 7 月 12 日查房:患者万某,男,94 岁。因"胸闷气促伴咳嗽咳痰 3 日"入院。患者于 7 月 8 日无明显诱因下出现胸闷不适,伴有活动后气促,伴咳嗽咳痰,痰色白易咳,量不多,收治入院。查动态心电图:心房扑动,平均心率 54 次/分;15 次单发室性早搏;未见缺血性 ST 改变。胸部 CT:慢性支气管炎改变,肺淤血,右肺中叶、两肺下叶炎症、纤维灶,较前片相仿。心影增大,主动脉壁及冠脉钙化,主动脉瓣钙化,心包稍厚、少许积液。纵隔及肺门淋巴结钙化,两侧胸腔积液。心脏超声:双房增大,轻中度二尖瓣反流,轻度主动脉瓣反流,中度三尖瓣反流,估测肺动脉收缩压约为 51 mmHg。左心功能测定,LVEF 54%。既往有"窦性心动过缓"病史多年,未曾诊治,2016 年发现房扑,未曾治疗。无其他内科疾病史,无药物过敏史。西医诊断为冠心病,慢性心功能不全,心功能Ⅲ~Ⅳ级;心律失常,房扑;肺部感染。中医诊断为胸痹,属心气亏虚,肺阴不足,痰湿壅肺。

四诊摘要: 患者胸闷,咳嗽咳痰,较前缓解,无恶寒发热,双下肢浮肿明显减轻,口干口苦,二便调,纳差,夜寐安。舌暗,苔薄白腻,脉缓。

处方: 人参6g,生黄芪30g,赤芍12g,红景天15g,当归12g,麦冬15g,五味子15g,金荞麦12g,石菖蒲12g,葶苈子18g,茯苓皮18g,水蛭6g,地龙12g,黄芩15g,百部12g,紫菀12g,款冬花12g,全蝎3g,防风12g,白僵蚕12g,炙甘草12g。7剂,水煎服,每日2次,口服。

【师生讨论】

赵师: 本案患者为胸痹,属心气亏虚,肺阴不足,痰湿壅肺证。法当益气养阴,活血化瘀,化痰通络。

学生: 房扑,临床可表现为心悸,心悸和怔忡如何分辨?

赵师: 《红炉点雪·怔忡惊悸健忘》云:"惊者,心卒动而不宁也;悸者,心跳动而怕惊者;怔忡者,心中躁动不安,惕惕然如人将捕之也。"《医学正传·惊悸怔忡健忘证》曰:"怔忡者,心中惕惕然动摇而不得安静,无时而作者是也;惊悸者,蓦然而跳跃惊动,而有欲厥之状,有时而作者是也。"

学生: 活血化瘀法治疗胸痹,药味如何选择?

赵师: 活血化瘀法是胸痹心痛常用的治法,可选用三七、川芎、丹参、当归、红花、苏木、赤芍、泽兰、牛膝、桃仁、鸡血藤、益母草、水蛭、王不留行、丹皮、山楂等药物。在治疗中疏通心脉是关键所在,叶天士谓"凡虫蚁皆攻。无血者走气,有血者走血",故对于冠心病日久、PCI术后或陈旧性心梗的患者,在扶正基础上增加搜剔逐瘀的虫类药物,如全蝎、蜈蚣、水蛭、僵蚕等在破血逐瘀通络方面有奇效。如张锡纯论:"水蛭,味咸,色黑,气腐,性平。为其味咸,故善入血分;为其原为噬血之物,故善破血;为其气腐,其气味与瘀血相感召,不与新血相感召,故但破瘀血而不伤新血。且其色黑下趋,又善破冲任中之瘀,盖其破瘀血者乃此物之良能,非其性之猛烈也。"

本案患者胸闷心慌,咳嗽咳痰,胸部CT提示肺淤血、肺部感染,临床症状表现为心肺失用。其本为心肺亏虚,其标为痰瘀内阻,故以益气养阴固本培元,活血化痰通络治其标。方中以生脉饮、人参养营汤益气养阴、活血通络,金荞麦、石菖蒲、葶苈子、紫菀、百部、款冬花化痰止咳,水蛭、僵蚕、地龙走窜经络、逐瘀通经,诸药标本共治,补而不腻,祛邪不伤正。

(曹会杰)

案 5

【病史汇报】

2019年10月22日查房：患者王某，男性，83岁。因"反复胸闷10余年，加重伴气促3周"入院。患者有"冠心病"史10多年，反复胸闷，时有心前区疼痛、双下肢浮肿，不规律口服拜阿司匹林。患者于3周前无明显诱因下再次出现胸闷，活动后气促，伴有双下肢轻度浮肿，今日遂来我院门诊就诊。2019年10月15日查心电图示：窦性心动过速，房性早搏，顺钟向转位，心电轴左偏。心脏超声示：左房增大伴左室主动松弛性下降，轻度二尖瓣反流，轻度主动脉瓣反流。左心功能测定，LVEF 62%(M型法)。西医诊断为冠心病，慢性心功能不全，心功能Ⅲ级。中医诊断为胸痹，心气亏虚证夹有痰瘀证。

四诊摘要： 胸闷，活动后气促，行动困难，无恶心呕吐，无发热恶寒，无咳嗽咳痰，胃纳可，大便不畅，夜尿频，睡眠欠佳，怕热。舌淡红，有瘀斑，苔白腻，脉缓。

处方： 丹参15 g，党参15 g，孩儿参15 g，红景天15 g，黄芪30 g，川芎9 g，红花6 g，桃仁9 g，杏仁9 g，地龙12 g，水蛭6 g，毛冬青15 g，桂枝12 g，瓜蒌皮15 g，赤芍15 g，苍术9 g，炒白术9 g，合欢皮30 g，茯神15 g，酸枣仁15 g，远志12 g，石菖蒲12 g，麦冬15 g，川楝子12 g，炙甘草15 g。7剂，水煎服，每日2次。

【师生讨论】

赵师： 患者年老久病，耗气伤血，心气不足，胸阳不振，以致气虚血瘀，心脉瘀血阻。法当补心气，通阳化瘀活络。

学生： 请问赵师，对《金匮要略》提出胸痹基本病机"阳微阴弦"如何理解？

赵师： 张仲景在《金匮要略·胸痹心痛短气脉证并治》提出："夫脉当取之太过不及，阳微阴弦，即胸痹而痛，所以然者，责其极虚也。今阳虚知在中焦，所以胸痹心痛者。以其阴弦故也。""阳微阴弦"基本病机可以总结为：胸阳不振，阴寒凝聚，阴乘阳位，气机阻滞。胸痹归根结底为心气不足，胸阳不振或胸阳不通，当补心气，温通心阳。病阳气宜通不宜补，"阳"是在阴的基础上产生的功能，"功能"就不能叫"补"，可以采用"扶""振奋""兴"。

学生： 请问赵师，老年人胸痹有什么特点？有什么需要注意的？

赵师： 老年人胸痹以体虚瘀滞为特点，补虚健脾、活血化瘀、除湿化痰为其治疗重要环节。老年人胸痹以气虚为本，主要体现在心之气血阴阳不足，与脾胃之气有密切关系；在标为瘀血、痰浊停滞，也与脾胃功能有密切关系。在临床上老年胸痹患者常常伴有气短、脘腹胀气、纳差、嗳气甚至恶心、呕吐等消化道症状，出现心胃同病。治疗中须顾护脾胃：气滞痞满，脾胃失和者，可加用柴胡、枳壳、白术、陈皮、木香、砂仁、旋覆花、代赭石；脾胃虚弱，心脾两虚者，可加人参、黄芪、大枣、茯苓、陈皮等;脾失健运、痰湿壅盛者,加用陈皮、半夏、茯苓、苍术、厚朴等。

(纪翠霞)

心律失常（心悸）

【病史汇报】

2020年5月19日查房:患者赵某,女,85岁。因"突发心悸1日"入院。患者于2020年5月16日受惊吓后出现突发心悸胸闷,并伴有一过性四肢颤抖,即于5月17日至本院就诊。当时查体:神清,气平,口齿清,伸舌尚居中,心率142次/分,律不齐,血压140/70 mmHg。四肢肌力正常。当时查心电图(5月17日本院):心房颤动(快心室率),Ⅲ Q>1/4R,ST在Ⅱ、Ⅲ、aVF、V4~6、Ⅰ、aVL导联压低0.05~0.15 mV,T波低平、倒置(Ⅱ、Ⅲ、aVF、V4~6、Ⅰ、aVL)。心电图(5月18日本院):窦性心律,房性早搏,Ⅲ、aVF Q>1/4R,ST在Ⅱ、Ⅲ、aVF、V4~6、Ⅰ、aVL导联呈水平型改变。实验室指标:钾4.4 mmol/L,钠142 mmol/L,氯105 mmol/L,脑钠素199.89 pg/ml,激酸激酶同工酶0.88 ng/ml,超敏肌钙蛋白Ⅰ 0.043 ng/ml。D-二聚体0.36 mg/L。凝血酶原时间11.8 s,活动度96.6%,部分凝血活酶时间24.5 s,PT INR 0.98,纤维蛋白原2.71 g/L,凝血酶时间21.1 s。胸部CT示:慢性支气管炎改变,心影增大,主动脉壁及冠脉部分钙化。该患者有"高血压病"史多年,近期服用"氯沙坦钾氢氯噻嗪片50 mg,每日1次口服";发现"2型糖尿病"病史3周余,目前服用"阿卡波糖片50 mg,每日3次口服"。西医诊断为心律失常。中医诊断为心悸,属心气不足、心脉瘀阻证。

四诊摘要: 患者心悸心慌阵作,易受惊吓,偶有胸闷头晕,全身乏力,手足麻木,脑鸣,口干,烘热汗出,腰膝酸软,胃纳欠佳,时有恶心,泛酸,二便尚可,夜寐一般。舌质紫,苔薄,脉细数涩。

处方: 人参5 g,丹参15 g,炒白术12 g,黄芪30 g,葛根15 g,苦参15 g,桂枝12 g,瓜蒌皮15 g,茶树根12 g,毛冬青15 g,地锦草15 g,川芎9 g,桃仁9 g,广郁金12 g,石菖蒲12 g,合欢皮30 g,远志12 g,茯神15 g,淮小麦15 g,麦冬15 g,天花粉15 g,川楝子12 g,红花6 g,炙甘草15 g。

【师生讨论】

赵师: 西医诊断为心律失常,临床症状表现心气不足,心脉瘀阻,气虚血瘀,气阴两虚,心火偏胜,综合考虑,患者的中医诊断为心悸(心气不足,心脉瘀阻)。治法应该为益气安神,活血化痰,养阴清热。

学生: 请问赵师,这个患者的病机如何分析?

赵师: 在这个病例中,患者为受惊后出现快房颤,当属于惊悸发作,从病机上来说,老年女性,痰瘀交结,痹阻心脉,而痰瘀化火,扰动心神;更兼肾阴亏虚,肾水不制心火,而心火偏胜。所以治疗上以活血化痰、益气养阴为主,再予清热药物,如葛根、苦参、茶树根、毛冬青、地锦草以清心火之热,以求尽快控制心悸症状,改善病情。

学生: 请问赵师,对心悸气虚血瘀证型的病机及用药有哪些经验?

赵师: 瘀血的概念有二:一为瘀滞不正常的血液;二为血液运行不畅。血运行全身的动力是气,气的情况必然影响到血。气行则血行,气滞则血瘀。气虚则不能推动血的运行,血行减慢,继而运行不畅,从而造成瘀血。而瘀血的产生反过来又会影响气机,瘀血不去而新血不生,使气血更虚,瘀滞加重,致使虚瘀互为因果,恶性循环。气虚血瘀证的治疗应该抓住补气益气、化瘀活血这两个环节。纯用补气药恐瘀血难以顿挫;仅用活血化瘀则气更虚、瘀更滞。因此应该扶正之中寓化瘀之法,补气化瘀并用。王清任根据《黄帝内经》"行不足者温之以气""血实者宜决之""气虚者宜掣引之"的原则,在治疗气虚血瘀证方面采取活血与补气并举的方法,创立补阳还五汤,临床上甚为推崇。在诊治气虚血瘀证时,我常常使用自拟化裁的益气活血通络汤(黄芪、红花、当归、川芎、赤芍药、桃仁、地龙、水蛭),以黄芪为君,重用可达120g。黄芪气薄而味浓,可升可降,阳中之阳,专司补气之效,入手太阴、手少阴、足太阴,是补益气血之要药。

学生: 请问赵师,心血管疾病痰瘀互结应该如何治疗?

赵师: "痰瘀同治,治辨虚实"。一般采用化痰活血通络兼顾之法,辨证诊治,才能分化痰瘀交阻之势,逐步取得疗效。在具体治疗中应该分清痰浊的成因与虚实。一般痰浊的成因有二:一为脾虚湿胜痰浊内生,当以苓桂术甘汤、二陈汤、瓜蒌薤白半夏汤等温运以化痰浊;一为肝阳化风,灼液为痰,当用二陈汤加竹沥、胆南星、天竺黄、石菖蒲、远志、枳实、竹茹等。至于活血之品,一般多用地龙、当归尾、桃仁、红花、丹参、赤芍药、鸡血藤、川芎、三七等。若气虚为主,当以补气为先,佐以祛痰化瘀,不可随便使用化痰逐瘀的峻剂;若气滞为主,则应该先疏肝理气以折其势,再加用活血通络之药,不宜峻剂猛攻,避免伤正。如果痰多瘀少,则化痰为主,佐以活血;若瘀多痰少,则活血为主,佐以化痰。

(罗家祺)

先天性心脏病（胸痹）

【病史汇报】

2019年11月28日查房：患者邵某，男性，82岁。因"胸闷气促伴咳嗽咯痰2周，加重2日"入院。2周前因受凉后出现胸闷气促，伴有咳嗽咯痰，色白，质黏难咯，2019年11月20曾至社区医院就诊，当时查血常规：白细胞$4.4×10^9$/L，淋巴细胞14.3%，嗜酸性粒细胞7.7%，嗜碱性粒细胞1.4%，中性粒细胞68%，红细胞$3.5×10^{12}$/L，血红蛋白85 g/L，血小板$150×10^9$/L。胸片示：慢性支气管炎，右上肺陈旧性病；两肺门多发结节；心影明显增大，主动脉弓钙化，肺动脉段突出明显；左侧肋膈角变钝，胸膜粘连，少量胸腔积液。心电图示：心房颤动；完全性右束支传导阻；肢体导联低电压。当时予以抗感染、止咳化痰等对症治疗后，症状好转，2日前患者咳嗽咳痰加重。目前仍有胸闷气促，咳嗽咯痰，色白，难咯。为进一步诊治，收入我科治疗。既往有"慢性支气管炎"病史，每年发作。有"高血压病"史，平日口服"苯磺酸氨氯地平片"控制血压。有"2型糖尿病，糖尿病足，糖尿病周围神经病变"史，平日口服格列美脲片、阿卡波糖片控制血糖。有"先天性心脏病"病史，未行手术治疗，有"心律失常（房颤）"，长期口服单硝酸异山梨酯缓释胶囊对症治疗。"胃溃疡出血"病史。西医诊断为先天性心脏病；心律失常（房颤）；慢性支气管炎急性发作；高血压病；2型糖尿病，糖尿病足，糖尿病周围神经病变。中医诊断为胸痹，气虚血瘀、脉络瘀阻证。

四诊摘要： 患者胸闷气促，伴有咳嗽咯痰，色白，质粘难咯，纳差，大便不调，小便略有泡沫，双下肢浮肿，夜尿略频，夜寐欠安。舌黯淡，苔薄白，脉结代。

处方： 党参15 g，苦参15 g，红景天15 g，苍术10 g，白术15 g，葶苈子18 g，金荞麦15 g，石菖蒲12 g，紫菀12 g，杏仁10 g，桃仁10 g，桂枝12 g，瓜蒌皮15 g，地龙12 g，茯神15 g，淮小麦15 g，茯苓皮18 g，炙甘草15 g，怀山药12 g，款冬花12 g，胡颓叶12 g，当归12 g，炙远志12 g，黄芪30 g。14剂，水煎服。

【师生讨论】

学生： 胸痹为何病机？该患者该如何分析？

赵师： 胸痹多与寒邪内侵、饮食失调、劳倦内伤、年迈体虚等因素有关，根据病情不同，有虚实之分，实为寒凝、血瘀、气滞、痰浊痹阻胸阳，阻滞心脉；虚为气虚、阴伤、阳衰，肺、脾、肝、肾亏虚，心脉失养。本病发展过程中大多因实致虚，亦有因虚致实。《金匮要略》有云："胸痹之病,喘息咳唾,胸背痛,短气,寸口脉沉而迟,关上小紧数。"患者病情日久,且反复发作,心肺气虚,气虚血瘀多为其基本病机。脉症相参,该患者胸痹日久,心气不足,气虚血瘀,闭阻心脉,故胸闷气促,治当益气活血,以益气活血方(黄芪、红花、当归、赤芍、川芎、地龙、桃仁等)为基础活血通络;杏仁、桃仁有提壶揭盖之功,开宣肺气并通利大便;桂枝温通心阳;随症予化痰平喘、安神治疗,病情稳定则守方加减。

(黄蓓)

脑梗死(中风)

案 1

【病史汇报】

2020 年 5 月 26 日查房:患者男性,61 岁。因"头晕伴左侧肢体乏力 2 日"入院。患者 2 日前突发头晕,视物旋转,左侧肢体乏力,走路不稳,跌倒一次,发病时,恶心呕吐 2 次,为胃内容物,至我院就诊收治入院。查头颅 MRI 示:左侧桥小脑臂及小脑缺血性梗死,急性期,两侧额顶叶、基底节、半卵圆区散在缺血灶,右侧小脑、脑桥、两侧丘脑及基底节软化灶,两侧额顶叶脱髓鞘改变。既往有"高血压"病史多年,目前口服氨氯地平片、氯沙坦钾氢氯噻嗪片控制。近 1 年来常有口干,多饮,视物模糊,泡沫尿,未曾进一步就诊。入院时糖化血红蛋白 10 mmol/L,空腹血糖 17 mmol/L。西医诊断为脑梗死,高血压,2 型糖尿病。中医诊断为中风,中经络,属气虚血瘀、脉络瘀阻证。

四诊摘要: 头晕,左侧肢体乏力,言语略含糊,口干,饮食可,大便不调,小便略有泡沫,夜尿略频,劳累后有胸闷气喘,夜寐欠佳。舌淡暗苔薄白腻,脉弦细。

处方: 党参 15 g,太子参 15 g,红景天 15 g,赤芍 12 g,黄芪 30 g,地龙 12 g,水蛭 6 g,全蝎 3 g,白僵蚕 12 g,景天三七 12 g,麦冬 15 g,南沙参 15 g,石斛 12 g,薤菜 15 g,鬼箭羽 15 g,黄精 15 g,合欢皮 30 g,首乌藤 30 g,酸枣仁 15 g,远志 12 g,石菖蒲 12 g,茯神 15 g,淮小麦 15 g,紫石英 15 g,益智仁 15 g,桑椹子 12 g,川芎 9 g,桃仁 9 g,红花 6 g,天麻 15 g,钩藤 10 g,炙甘草 12 g。14 剂,水煎服。

【师生讨论】

赵师: 本案患者诊断为中风,中经络,属气虚血瘀、脉络瘀阻证,治疗以益气活血、通经活络、养阴安神为大法。

学生：中医的风邪特点是什么，内风分为哪些？

赵师：风分为内风和外风，一般所讲的风邪为外风。外风由自然界风邪侵入而致；内风分为肝阳化风、热极生风、阴虚动风、血虚生风。风邪特点：风为阳邪，其性开泄，风邪善行数变，风性主动。

赵师：肝气、肝风、肝阳、肝火的联系与区别是什么？

学生：肝气：生理、病理共用名。现在多理解为病名，指肝疏泄太过导致的病证，多由情绪刺激、暴怒等引起，表现为横逆和上冲。上冲可见头晕、目眩、头胀且痛、口苦等；横逆可见嗳气、胸胁胀痛、反酸、吐酸等，严重时可化火生风。

肝火：其病因多由肝气所化，"气有余便是火"；或为肝经蕴热化火而上，火性炎上，多见头痛昏胀，面红目赤，口苦耳鸣。若横逆无制，侵犯三焦，则三焦病变，肝火日久，灼伤津液，筋脉失养生风。

肝阳：肝体阴而用阳，阳主上，向外，故起病多浮动，故称肝阳上亢，表现为肝热而阳升；还有肝肾阴虚，阴不敛阳导致阳亢。以后者多见，其本质为上实下虚证，表现为头胀头痛、目眩耳鸣，同时又表现口干目涩、失眠健忘、肢体震颤、头重脚轻、舌红少津等阴虚症状。

肝风：肝为风木之脏，体阴用阳，阳热亢盛，或阴虚不能制阳，阳升无制，均可导致风气内动。故内风乃身中阳气之变动，肝风内动以眩晕、肢麻、震颤、抽搐等病理反映为基本特征。风胜则动，因其具有"动摇不定"的特点。

肝气日久化火，肝火导致阳气浮动，或火盛伤阴，阴虚阳亢，肝气、肝阳、肝火日久又可演变为肝风。在治疗上，肝气者疏肝理气，以柴胡疏肝散加减；肝火者清肝泻火，以龙胆泻肝汤；肝阳者平肝潜阳，以天麻钩藤饮、杞菊地黄丸加减；肝风者，属虚者养阴育肝息风，以镇肝熄风汤加减，热极生风者，以羚羊钩藤汤加减。

（曹会杰）

案2

【病史汇报】

2020年5月26日查房：患者男性，76岁。因"右侧肢体乏力1日"入院。患者于2020年5月17日下午无明显诱因下出现右侧肢体乏力，头晕，呼之能应，口齿含糊，伴反应迟钝，无喝水呛咳，无恶心呕吐，无口吐白沫，无发热。遂送入我院急诊，查体：神清，气平，血压203/100 mmHg，心率90次/分，右侧肢体肌力Ⅳ级，双侧肌张力正常。查头颅CT示：两侧基底节及半卵圆区腔隙灶，部分陈旧性，老年脑改变。建议MRI检查。心电图示：正常心电图。急诊予醒脑、抗血小板聚集、清除氧自由基、护胃治疗后，患者病情未见明显改善。为进一步诊治，急诊拟"腔隙性脑梗死"收入我科。2020 年 5 月 20 日查头颅 MRI 提示：左侧基底节区缺血性梗死(急性-亚急性期)。两侧额顶叶、基底节及半卵圆区缺血灶，两侧基底节区部分小软化灶形成，两侧额叶轻度脱髓鞘改变，老年脑。2020 年 5 月 20 日查头颅 MRA 示：双侧颈内动脉虹吸弯段粥样硬化略狭窄。既往有"高血压"病史多年，平日口服苯磺酸氨氯地平片、卡维地洛、雷米普利等控制血压；10 年前有"腔隙性脑梗死"病史 1 次，未遗留明显后遗症。既往多次出现胃出血，有痔疮病史多年，长期马应龙痔疮膏外用，否认冠心病等其他慢性疾病史。有长期吸烟、饮酒史，吸烟平均每日 2 包/天，饮黄酒每日 100 ml。西医诊断为脑梗死；高血压病。中医诊断为中风，中经络，风痰阻络证。

四诊摘要： 患者神清，反应迟钝，右侧肢体乏力，言语含糊，头晕，小便尚调，大便欠畅，胃纳一般，夜寐安。舌质黯淡，苔白腻，脉沉滑。

处方： 黄芪 20 g，桃仁 9 g，西红花 1 g，当归 12 g，赤芍 12 g，地龙 12 g，全蝎 6 g，川牛膝 12 g，桑枝 15 g，地鳖虫 6 g，续断 15 g，槲寄生 15 g，桂枝 15 g，广郁金 12 g，石菖蒲 15 g，远志 9 g，僵蚕 9 g，陈皮 9 g，制半夏 9 g，炒白术 15 g，茯苓 12 g，火麻仁 9 g，郁李仁 9 g，天麻 12 g。7 剂，水煎服。

【师生讨论】

学生： 该病例如何进行辨证施药？

赵师：《医学发明·中风有三》说："中风者，非外来风邪，乃本气自病也。凡人年逾古稀，气衰多有此疾，壮年之际无有也。若肥盛则间有之，而猝倒无所知也。"患者年逾古稀，肝肾渐亏，脾虚失健，聚湿成痰，痰浊阻滞；肝肾亏虚，阴不敛阳，风阳之邪挟痰浊上扰清窍，故见头晕；闭阻经络，故见偏侧肢体活动不利。李东垣中在《脾胃论》中说："足太阴痰厥头晕，非半夏不能疗；眼黑头眩，风虚内作，非天麻不能除。"本案患者当以息风化痰、通经活络为治疗大法。以黄芪、白术、茯苓为君药，以半夏、天麻为臣，健脾祛湿，能治生痰之源；佐以桃仁、西红花、当归、赤芍、地龙活血化瘀，全蝎、地龙、地鳖虫通经活络。诸药合用，全方共奏息风化痰、活血化瘀、通经活络之功。

这个处方是半夏白术天麻汤加减而成，用于中风之半身不遂、口眼歪斜、语言蹇涩、口角流涎、小便频数或遗尿不禁、苔白、脉滑者。半夏白术天麻汤有二：一为程钟龄制(半夏、天麻、茯苓、橘红、白术、甘草)，一为李东垣所创(半夏、天麻、白术、茯苓、陈皮＋党参、黄芪、神曲、麦芽＋苍术、泽泻、干姜、黄柏)。对于体虚脉弱、寒热夹杂者用李东垣方；虚弱不甚，寒热不显者用程钟龄方。若痰湿偏盛，舌苔白滑者，加泽泻、桂枝以利湿化饮；若肝阳偏亢者，加钩藤、代赭石以潜阳息风。

学生： 王履对中风是如何分类的？

赵师： 王履概括了刘河间"火热论"、李东垣"气虚论"以及朱丹溪"痰湿论"的病因学特点，折衷其三家论述，提出了"因于风者，真中风也；因于火、因于气、因于湿者类中风而非中风也"，首次从病因学角度将中风分为"真中"和"类中"两类，明确将外风所致中风与内伤所致中风区别开来，是中风病因学的一个重大突破和转折。

（孙川）

案3

【病史汇报】

2019年9月3日查房：患者张某，女，83岁。因"双下肢乏力2日"入院。患者此次入院前2日，无明显诱因下出现双下肢乏力，伴胸闷心慌。至我院急诊就诊，急诊查血常规、BNP、心梗三项、肝肾功能、电解质、血糖、血脂等提示：血红蛋白74 g/L，BNP 312.88 ng/ml，余无明显异常。头颅CT示：两侧基底节区及半卵圆区腔隙灶，老年脑改变。急诊予活血化瘀、利尿等治疗后未见明显好转，为求进一步诊治，拟"腔隙性脑梗死"入院。既往患有"高血压"病史20余年，口服降压药治疗（具体不详），平素不测量血压。10余年前有过"脑梗死"病史，经治疗后无肢体活动、语言吞咽等功能障碍。有"冠心病""心律失常"病史，现起搏器植入术后状态。西医诊断为腔隙性脑梗死，冠心病，心律失常-病态窦房综合征，起搏器植入术后，心功能Ⅲ～Ⅳ级，中度贫血。中医诊断为中风，中经络，属风痰阻络证。

四诊摘要： 双下肢乏力，无法自主站立，心慌，动则气促，腹胀嗳气，口苦，时头晕，大便干结，一两日一行，下肢肿胀，夜寐难，入睡困难，无耳鸣。舌质紫暗，中有裂纹，脉沉细涩。

处方： 太子参15 g，红景天15 g，葛根15 g，苦参15 g，毛冬青15 g，茶树根15 g，丹参15 g，桂枝15 g，瓜蒌皮15 g，川芎9 g，红花6 g，赤芍12 g，桃仁9 g，薏苡仁15 g，柴胡9 g，佛手9 g，制远志12 g，茯神15 g，合欢皮30 g，夜交藤30 g，酸枣仁15 g，八月札9 g，淮小麦15 g，黄连9 g，肉桂6 g，川楝子12 g，炙甘草15 g，茯苓皮18 g。14剂，水煎服。

【师生讨论】

赵师： 患者年逾古稀，肝肾渐亏，脾虚失司，痰湿所生，痰浊阻滞，闭阻脉络，故见肢体活动不利乏力、下肢肿胀等症；患者肝肾脾俱虚，气血两虚，四肢心肝失所养，故而血虚风动，风阳上扰，见头晕心慌、动则气促等症，舌脉从证。以益气养阴、养心安神、温阳利水为治法。

学生： 请问赵师，方中红景天的作用为何？

赵师：红景天本身有益气活血、通脉平喘的功效,常用于气虚血瘀所致的胸痹心痛、中风等病。患者症见胸闷心悸、下肢活动不利、水肿等症,以红景天配川芎、红花、赤芍、桃仁、桂枝、瓜蒌皮、茯苓皮等药可起到增强益气养阴、通脉利水的作用。

学生：如果患者水肿严重,肿胀至膝下,可加哪些中药?

赵师：可加用玉米须、葶苈子、猪苓等、利水利尿以消肿胀。

（汤蔚蔚）

脑梗死（眩晕）

【病史汇报】

2019 年 10 月 8 日查房：患者徐某,男性,83 岁。因"头晕伴双下肢乏力 1 月余"入院。患者 2019 年 8 月底因"摔伤致头面部外伤疼痛伴头晕 7 小时余"收入我院外科治疗,当时头颅 CT 示：天幕、纵裂池出血考虑,右侧颧弓骨折,两侧基底节及半卵圆区腔隙灶,老年脑改变。予以抗炎、改善微循环、改善神经症状、营养神经等治疗后病情好转,9 月 11 日头颅 MRI 示：右侧半卵圆区小点出血灶；小脑幕及大脑后纵裂池出血,左侧颞枕顶部硬膜下血肿,建议随访。两侧基底节区散在腔隙灶；两侧基底节区及半卵圆区多发缺血灶。两侧侧脑室盘白质变性,老年脑改变。附见：右侧颧弓、眼眶外侧壁及上颌窦外侧壁骨折。出院后患者仍有头晕,双下肢乏力,步态不稳,精神不佳,无恶心呕吐,无言语不利,无饮水呛咳,无发热恶寒,无咳嗽咳痰,无腹痛腹泻等。10 月 4 日上午来我院门诊,查头颅 CT 示：两侧基底节区及半卵圆区腔隙灶软化灶,老年脑改变。颈椎 CT 示：颈椎退行性改变。C3～4、C4～5、C5～6、C6～7 椎间盘膨出。C5～6、C6～7 椎间盘变性。未予以进一步检查治疗,直接予收入我科病房。西医诊断为脑出血恢复期。中医诊断为眩晕,属气血亏虚证。

四诊摘要：患者头晕,眼花,双下肢乏力,步态不稳,面色少华,胃纳欠佳,大便不畅,夜尿频多,怕冷,夜寐不佳。舌暗淡,苔薄白,其脉弦细。

处方：党参 15 g,丹参 15 g,太子参 15 g,红景天 15 g,鹿角片 12 g,珍珠母 30 g,龙骨 30 g,牡蛎 30 g,怀牛膝 15 g,当归 12 g,生黄芪 30 g,川芎 9 g,红花 6 g,桃仁 9 g,杏仁 9 g,地龙 12 g,制川军 12 g,火麻仁 30 g,补骨脂 15 g,肉苁蓉 15 g,石菖蒲 12 g,川楝子 12 g,炙甘草 9 g,麦冬 15 g,淫羊藿 15 g。7 剂,水煎服,每日 2 次。患者服用本方 7 剂后头晕好转出院。出院后续服 14 剂,随访 3 个月头晕未再复发。

【师生讨论】

学生：该患者应用龙骨、牡蛎有何意义？

赵师：脑出血基本病机是脏腑功能失调，阴阳失衡，气血逆乱，上犯于脑，络破血溢于脑脉之外，重症者可闭塞清窍，蒙蔽神明。其病位在脑，与心、肾、肝、脾密切相关。病性是本虚标实，上盛下虚。该患者基本病机为气血亏虚，气虚血瘀，脉络瘀阻，在补气养血、活血化瘀通络基础上应用龙骨、牡蛎以平肝潜阳、引血下行。

学生：脑出血患者应用活血化瘀中药应注意什么？

赵师：脑出血急性期多伴有火热夹瘀，若纯活血化瘀，必然会导致出血，而单纯收敛止血，则又易加重瘀滞，故需凉血散瘀止血。可选用茜草、花蕊石，并配以清热泻火方为妥当，可用大黄粉、水牛角浓缩粉、三七粉、炒蒲黄、血余炭、藕节炭；待患者出血停止、病情稳定期，可用水蛭、丹参、桃仁、红花、三七、牛膝、泽兰、益母草、地龙等活血通络；同时需兼顾益气养血扶正，酌加人参、黄芪、当归、鸡血藤之类。

（纪翠霞）

脑出血（中风）

【病史汇报】

2020年7月14日查房：患者男性，64岁。因"右侧肢体乏力11年余，加重1周"入院。患者11年前因脑出血于上海某医院就诊，具体治疗过程不详。出院后出现右侧肢体乏力，活动不利，无头晕头痛，无胸闷胸痛，无视物旋转。1周前无明显诱因下患者右侧肢体乏力较前加重，于家中摔倒数次，摔倒过程无头晕头痛，无黑矇晕厥，无意识丧失，无恶心呕吐，无视物旋转，无肢体抽搐，无咳嗽咳痰，无腹痛腹泻，无胸闷胸痛。遂于今日至我院急诊就诊，查体：神清，精神软，血压115/65 mmHg，心率80次/分，右侧肢体肌力Ⅲ级，左侧上下肢肌力Ⅴ级，肌张力正常，双下肢不肿。查头颅CT：左侧颞枕软化灶，两侧基底节及半卵圆区腔隙灶及软化灶，老年脑。为进一步诊治，急诊拟"脑出血"收入我科。2020年7月10日查头颅MRI示：右侧额叶小片状异常信号影，出血考虑，请结合CT随访、复查；左侧外囊陈旧性出血灶。左侧颞枕叶软化灶伴贯通畸形；脑桥、两侧丘脑、基底节及半卵圆区散在软化灶；两侧额顶叶脱髓鞘改变。老年脑。右侧颌面部皮下大小约25 mm×13 mm，含血囊性占位考虑，请结合临床。鼻中隔偏曲。2020年7月10日查头颅MRA示：左侧大脑后动脉P2、P3、P4段管腔狭窄。左侧大脑中动脉

M3 段管腔狭窄, M4、M5 段血管稀疏。两侧颈内动脉虹吸部 C3、C4 多发管腔狭窄。既往有"脑出血"病史 1 次,"脑梗死"病史 1 次,遗留右侧肢体活动不利;"高血压"病史 11 年,目前服用"厄贝沙坦氢氯噻嗪片 1 粒,每日 1 次"控制血压,自诉平时血压控制平稳;有"糖尿病"病史 11 年余,平素服用"阿卡波糖片 1 粒,每日 3 次口服",血糖控制可;否认冠心病、慢性支气管炎等其他慢性疾病。西医诊断为脑出血;高血压病;2 型糖尿病。中医诊断为中风,中经络,气虚血溢证。

四诊摘要: 患者自觉右侧肢体乏力,口齿稍有含糊,饮食稍有呛咳,无胸闷心慌,恶心,无呕吐,胃纳一般,小便可,大便日行 4 次,夜寐欠佳。舌质黯淡,苔白,脉沉细。

处方: 党参 15 g,丹参 15 g,苍术 9 g,白术 9 g,山药 12 g,黄芪 30 g,川芎 9 g,红花 6 g,桃仁 9 g,三七粉 2 g,地龙 12 g,水蛭 6 g,当归 12 g,金荞麦 12 g,石菖蒲 12 g,麦冬 15 g,南沙参 15 g,合欢皮 30 g,酸枣仁 15 g,茯神 15 g,远志 12 g,淮小麦 15 g,天麻 12 g,钩藤 10 g,防风 12 g,川楝子 12 g,炙甘草 15 g,伸筋草 15 g。7 剂,水煎服。

【师生讨论】

学生: 请问赵师,这个病例是如何辨证的?

赵师: 《医林改错·半身不遂论述》中说:"半身不遂,亏损元气,是其本原……而非跌仆得半身不遂,实因气亏得半身不遂。"患者年过六旬,正气渐亏,肝肾已亏,脾虚失健,气血生化乏源,气虚不能运血,气不能行,血不能荣,气血瘀滞,脉络痹阻,而致肢体废不能用,故见肢体乏力活动不利,口齿不清。故以补阳还五汤为基础方,补气行血还阳,本方重用黄芪,旨在补气,佐以白术、山药、党参健补脾气,桃仁、红花、当归、丹参、三七粉活血止血、化瘀通络,全蝎、地龙、水蛭通经活络。语言不利者,加石菖蒲、远志;头目眩晕者加天麻、钩藤,夜寐欠佳者加酸枣仁、茯神、合欢皮安神助眠。诸药合用,全方共奏补气活血、通经活络之功。

我认为此方用于中风后遗症辨证属于气虚血溢者,临证当随症加减:如正气虚者,黄芪用量可加重,活血止血药宜轻;初得半身不遂者,可加防风;病情较长者或用寒凉药物过多或偏寒者,可加熟附子;用祛风药过多或脾胃虚弱者,可加党参、白术;痰多者可加制半夏、天竺黄;言语不利者,可加石菖蒲、远志;头目眩晕者,加天麻、杭菊花;上肢瘫痪者,加桑枝、木瓜;下肢瘫痪者,加鸡血藤、五加皮;补益肝肾者,加牛膝、桑寄生;肌肉萎缩者,加鹿角胶、阿胶;胸痛、心痛者,加瓜蒌、薤白;心烦失眠者,加栀子、夜交藤;大便秘结者,加大黄或火麻仁;肢体麻木,病程日久者,加乌梢蛇、全蝎、蜈蚣、白附子。

学生: 张景岳提出"非风"之说,对中风的治疗与前人比有何不同?

赵师：《景岳全书》中说："非风一证，即时人所谓中风证也。此证多见卒倒，卒倒多由昏聩，本皆内伤积损颓败而然，原非外感风寒所致。"强调了"内伤积损"是导致中风的根本原因，并不是前世之人所说的"中风"，前者是指伤寒病中的一种，因外感风寒所致，而张景岳所言者为内伤病，主要由内伤积损，真阴亏损，元气虚脱所致；前者的治疗以散风为主，而张景岳认为治疗应以平息内风、滋补肝肾为主，这样方能标本同治，治病求因。

（孙川）

第五章
膏方运用

一、 膏方使用中的几个问题

1. 膏方中的辨证施治

冬令进补膏方,体现了人们对健康意识的进步与加强。膏方是由中药处方演变而来,药味较多,药量是常规药方的 10～15 倍,服用时间约 1 个半月至 2 个月。所以开具膏方,必须具备良好的辨证施治的能力,结合整体观念,做到补中寓治,治中寓补,调治兼施,动静结合。膏方当因人需施,一人一方,个体化给药。

对于心系慢性疾病,病程较长,病机较为复杂,发病多与禀赋不足、年老体弱、饮食不节、情志不遂、劳逸失度等因素有关。因此,要达到调控其病理状态,兼顾改善体质、实现治疗的目的,就需要医者深思熟虑,从辨证、辨体、辨病的不同角度全面思考,结合各项实验室指标,同时还要掌握一定的中药现代化药理知识,中西医结合,这样才能标本兼治,合理处方,发挥中医药的特长。

那么,开立心系疾病的膏方时该如何辨体质、分虚实呢?

老年患者辨证多属于气阴两虚夹痰夹瘀,"本虚标实"为主要特点。体质上表现为"气血不足、阴亏脏燥",故赵师在辨证施治时将益气养阴贯穿始终。处方时常用麦冬、生地滋养心阴,枸杞子、黄精培阴生精。对于兼杂证时应先分清痰瘀的成因与虚实。痰浊的成因通常有二:一为脾虚湿盛痰浊内生,赵师多用二陈汤、苓桂术甘汤、瓜蒌薤白半夏汤温化痰浊;二为肝阳化风,灼液为痰者用二陈汤加竹沥、胆南星、石菖蒲、远志、天竺黄、枳实、竹茹等。活血通络之品,赵师善用地龙、桃仁、红花、当归尾、丹参、赤芍、川芎、鸡血藤、三七等。

2. 膏方在心血管疾病方面的调治

用膏方调治,常取通补兼施、动静结合的方法。补品为"静药",必须配合辛香走窜之"动药"动静结合,才能补而不滞。赵师针对临床常见的心脑血管疾病,如高血压病、高脂血症、冠心病、脑梗死等,辨证选用"动药",如丹参、党参益气活血;桂枝、瓜蒌皮温阳通痹;川芎、桃仁、红花活血化瘀;麦冬、天花粉滋养心阴;茶树根、毛冬青清热解毒;夜交藤、合欢皮宁心安神;柴胡、枳壳疏肝理气;甘松、五味子补中有通;附子、干姜补火温阳;山楂、绞股蓝降脂抗凝;葛根、苦参辅助降压;太子参、黄芪培土为本;茯苓皮、玉米须利尿消肿;瓜蒌、薤白宽胸理气;莪术、钩藤活血平肝等,与补药相配伍,相使相成,达固本清源之效。

3. 服用膏方前是否都需要"开路方"

对于脾胃功能正常的人来说,赵师认为不必强调服用"开路方",可以直接服用膏方,做到及时进补。对于湿热、痰湿体质的人,也就是平时易口干、口苦、口臭、便秘、便血、喉咙痛等症状,在吃膏方前,还应先吃些汤剂,把肠胃调理好,然后再吃膏方,这在中医上称"开路方",也就是先把路打开,作试探性的调补,观察服药后的反应,能为医师开好最后调补对路的膏方做好充分准备。一般"开路方"调理时间为1~2周。

赵师认为,服用膏方要想效果好,还要避免一些常见的误区。一是欲求速效。每天服用几次,半个月内服完一料膏方,想要毕其功于一役,结果适得其反。二是感冒与消化不良时不停药。感冒与消化不良时,人体的正常生理环境改变了,就不应该再服膏方。三是一料膏方全家享用。四是忽视禁忌。服膏方时仍然大吃大喝,或者与常服药同时服用,这都会影响膏方的疗效。

4. 膏方如遇滥补留邪怎么办

赵师认为中医进补的原则是虚则补之,若进补不分虚实,盲目滥补,并无虚证却滥用补药,会导致阴阳失衡,气血逆乱,扰乱脏腑正常的生理功能。如有些患者原有纳差腹胀、舌苔厚腻等一派实证,却也在冬令进补,结果往往导致症状加重,并出现胸闷恶心、口干口苦、腹痛腹泻等症状。

(黄蓓)

二、膏方验案 5 则

案 1 ————————————— 陈某,男,53 岁。2018 年 11 月 20 日制膏方。

主诉: 反复胸闷 1 年余。

病史: 有"高血压病"史 15 年,平素口服"拉西地平片 2 mg,每日 1 次"降压,血压控制在 115/85 mmHg 左右。有"高脂血症"史 10 余年,三酰甘油最高达 19 mmol/L,现控制在 5 mmol/L 左右。有"十二指肠溃疡"史 3 年。有"冠心病"史

1年,目前口服"比索洛尔2.5mg,每日1次"控制心率,胸闷反复发作。刻下:偶有胸闷,自汗盗汗,夜寐差,夜间易醒,双手麻木,无胸痛心慌,无腰酸乏力,无耳鸣,胃纳可,二便调。舌质淡胖,舌中根部苔白腻。脉弦细。

检体: 血压130/90mmHg,心率70次/分,律齐,双下肢无肿。

诊断: 胸痹(心气不足)。

治法: 补气活血,调补肝肾,养心安神。

处方: 党参150g,丹参150g,太子参150g,红景天150g,苍白术各120g,白芍120g,生黄芪300g,葛根150g,苦参150g,茶树根120g,毛冬青150g,桔梗120g,瓜蒌皮150g,川芎100g,红花60g,桃仁100g,莪术150g,天麻120g,钩藤100g,葶苈子120g(包煎),生山楂200g,炒决明子200g,炙鳖甲120g,瘪桃干150g,生熟地各120g,山茱萸120g,茯苓120g,泽泻120g,牡丹皮120g,杜仲120g,菟丝子150g,巴戟天120g,补骨脂150g,肉苁蓉150g,仙茅120g,淫羊藿150g,炙鸡内金120g,地龙120g,水蛭60g,合欢皮300g,夜交藤300g,柏枣仁各150g,炙远志120g,茯神150g,淮小麦150g,紫石英150g,煅龙牡各300g,珍珠母300g(先煎),枸杞子150g,白菊花60g,白花蛇舌草120g,鸡血藤150g,炒薏苡仁150g,川楝子120g,炙甘草150g。诸药浓煎滤汁,去渣,再入鲜石斛150g,生晒参200g,西洋参150g,阿胶150g,龟板胶150g,鹿角胶50g,木糖醇200g,元贞糖100g,莲子150g,大枣150g,黑芝麻100g,核桃仁100g。文火收膏。以沸水冲服1匙,每日2次。

[按语] 本案患者辨属胸痹心气亏虚范畴。心气亏虚,瘀血内阻,故胸闷;气虚不能固摄津液,故自汗盗汗;气虚则血亏,心血亏虚,故夜寐差;肝阳上亢,筋脉瘀阻,故双手麻木。赵师提出"治心病以调理脾胃为大法"的学术思想,故用生黄芪、太子参、党参健脾益气,培土为本,以养心颐;苍白术、白芍、炒薏苡仁柔肝健脾、燥湿化痰;丹参、红景天、川芎、红花、桃仁活血化瘀;葛根、苦参辅助降压;茶树根、毛冬青清热解毒,抗内皮"炎性";桔梗、瓜蒌皮宽胸理气;莪术、天麻、钩藤活血平肝;葶苈子利尿强心;生山楂、炒决明子降脂抗凝;六味地黄丸、炙鳖甲、菟丝子滋补肝肾;瘪桃干收敛止汗;杜仲、巴戟天、补骨脂、肉苁蓉、仙茅、淫羊藿温补肾阳,取阳中求阴之意,阴阳并用,调补肝肾;炙鸡内金、地龙、水蛭活血通络;合欢皮、夜交藤、柏枣仁、炙远志、茯神、淮小麦养心安神;紫石英、煅龙牡、珍珠母镇心安神,平肝潜阳;枸杞子、白菊花养肝平肝;蛇舌草清热解毒;鸡血藤舒筋通络;鲜石斛养阴生津;川楝子疏肝理气,调畅气机,使补中有通;炙甘草补益心脾,调和诸药;生晒参合西洋参,阿胶与龟板胶、鹿角胶阴阳相配,动静结合,补气养血。

(曹阳)

案 2 唐某,男,81 岁。2019 年 11 月 19 日制膏方。

主诉: 反复头晕半年余。

病史: 2019 年 6 月 25 日患者无明显诱因下出现头晕,自测血压 180/90 mmHg,予活血药补液治疗后症状好转,后反复发作 4 次。2019 年 9 月于我院住院治疗,诊断为"脑动脉供血不足、颈椎病",予补液治疗后症状改善。既往有"高血压病"史 10 余年,平素口服"贝那普利 1 粒,每日 1 次"降压,血压控制在 140/80 mmHg 左右。有"高脂血症"史、"颈动脉斑块"史。刻下:头晕,乏力,夜寐多梦,无头痛手麻,无颈项板滞,怕热自汗,口干喜饮,胃纳一般,大便一两日一行,夜尿一次。舌红,苔白腻,有裂纹,脉细滑。

检体: 血压 142/72 mmHg,神清,面色红润,心率 84 次/分,律齐,各瓣膜区未及病理性杂音,双下肢无肿。

诊断: 眩晕(气阴两虚证)。

治法: 益气养阴,平肝潜阳。

处方: 党参 150 g,丹参 150 g,赤芍 120 g,苍白术各 100 g,生黄芪 400 g,葛根 150 g,苦参 150 g,毛冬青 150 g,茶树根 120 g,桂枝 120 g,瓜蒌皮 150 g,川芎 100 g,红花 60 g,桃仁 100 g,莪术 150 g,天麻 120 g,钩藤 100 g,珍珠母 300 g,煅龙牡各 300 g,豨莶草 150 g,陈皮 90 g,法半夏 120 g,茯苓 120 g,葶苈子 150 g,地锦草 150 g,半夏 120 g,厚朴 120 g,柴胡 100 g,枳壳 100 g,玄参 120 g,麦冬 150 g,南沙参 150 g,川石斛 150 g,百合 120 g,羌活 120 g,防风 120 g,生山楂 150 g,决明子 200 g,平地木 120 g,潼蒺藜 120 g,柴胡 100 g,枳壳 100 g,合欢皮 300 g,夜交藤 300 g,炙远志 120 g,酸枣仁 150 g,茯神 150 g,淮小麦 150 g,紫石英 150 g,川黄连 100 g,肉桂 60 g,北秫米 120 g,熟地 120 g,山茱萸 120 g,泽泻 120 g,牡丹皮 120 g,怀山药 120 g,菟丝子 150 g,杜仲 120 g,狗脊 120 g,川续断 120 g,牛膝 100 g,牛蒡子 120 g,泽兰 120 g,地龙 120 g,水蛭 60 g,白僵蚕 120 g,景天三七 120 g,当归 120 g,黄精 150 g,淫羊藿 150 g,补骨脂 150 g,肉苁蓉 150 g,金荞麦 120 g,石菖蒲 120 g,川楝子 120 g,炙甘草 150 g。诸药浓煎滤汁,去渣,再入生晒参 200 g,西洋参 100 g,阿胶 150 g,鳖甲胶 100 g,鹿角胶 100 g,水草枫斗 100 g,饴糖 250 g,冰糖 150 g,莲子 150 g,大枣 150 g,黑芝麻 150 g,核桃肉 150 g,北虫草 50 g,黄酒 250 ml。文火收膏。以沸水冲服 1 匙,每日 2 次。

[按语] 眩晕多为本虚标实之证,病变部位主要在清窍,与肝、脾、肾三脏有关。本案患者辨属气阴两虚为主,兼有痰、瘀、火等标实之证。赵师用药采取益气养阴治本,活血化瘀通络、平肝息风潜阳治标,并以养心安神等法治疗兼症。

(曹阳)

案 3 杨某,女,74 岁。2019 年 11 月 19 日制膏方。

主诉: 反复头晕 7 个月。

病史: 2019 年 4 月 29 日患者突发头晕,呕吐,无四肢活动障碍,于我院诊断为"脑梗死",予活血药补液治疗后症状好转。9 月患者头晕又作,继予补液后好转。有"高血压"史 11 年,平素口服"奥美沙坦酯片 20 mg,每日 1 次"降压,血压控制不佳,夜间偏高,最高达 160~170/95~100 mmHg。刻下:头晕,左侧头痛,伴胸闷心慌,自汗,善太息,咽喉不适感,周身酸楚不适,耳鸣,胃纳可,夜寐差,入睡困难,大便两日一行,夜尿 3~4 次。舌质紫,苔白腻,脉弦细。

检体: 血压 160/92 mmHg,神清,心率 78 次/分,律齐,各瓣膜区未及病理性杂音,双下肢无肿。

诊断: 眩晕(阴虚阳亢,心肾不交)。

治法: 平肝潜阳,交通心肾。

处方: 生熟地各 120 g,山茱萸 120 g,茯苓 120 g,泽泻 120 g,牡丹皮 120 g,怀山药 150 g,补骨脂 150 g,肉苁蓉 150 g,菟丝子 120 g,杜仲 120 g,苍白术各 100 g,仙茅 120 g,淫羊藿 150 g,女贞子 120 g,墨旱莲 120 g,枸杞子 150 g,白菊花 60 g,黄柏 120 g,知母 120 g,党参 150 g,丹参 150 g,赤芍 120 g,生黄芪 300 g,珍珠母 300 g,煅龙牡各 300 g,豨莶草 150 g,灵磁石 300 g,川芎 100 g,红花 60 g,桃仁 100 g,莪术 150 g,南沙参 150 g,川石斛 150 g,百合 120 g,羌活 120 g,天麻 150 g,钩藤 100 g,益智仁 150 g,桑椹子 150 g,菟丝子 150 g,独活 120 g,桑寄生 150 g,秦艽 120 g,防风 120 g,细辛 60 g,牛蒡子 120 g,泽兰 120 g,徐长卿 120 g,白僵蚕 120 g,金荞麦 120 g,石菖蒲 120 g,合欢皮 300 g,夜交藤 300 g,朱茯神 150 g,炙远志 120 g,酸枣仁 150 g,淮小麦 150 g,紫石英 150 g,川黄连 100 g,肉桂 60 g,玄参 120 g,麦冬 150 g,天花粉 150 g,南沙参 150 g,景天三七 150 g,地龙 120 g,水蛭 60 g,金钱草 120 g,鸡内金 120 g,黄精 150 g,制首乌 120 g,当归 120 g,川楝子 120 g,炙甘草 120 g。诸药浓煎滤汁,去渣,再入灵芝 100 g,生晒参 200 g,西洋参 150 g,阿胶 200 g,鳖甲胶 100 g,鹿角胶 50 g,饴糖 250 g,冰糖 150 g,北虫草 50 g,水草枫斗 100 g,莲子 150 g,大枣 150 g,黑芝麻 150 g,核桃仁 150 g,黄酒 250 ml。文火收膏。以沸水冲服 1 匙,每日 2 次。

[按语] 本案患者肝阴亏虚于下,水不涵木,脑髓失养,治疗以六味地黄汤合二仙汤、二至丸滋补肝肾,佐以酸枣仁汤、交泰丸交通心肾。

(曹阳)

案 4 　　　　　　　　　　　　陈某,男,54 岁。2019 年 11 月 19 日制膏方。

主诉: 胸闷 2 周。

病史: 2 周前患者劳累后出现胸闷,无心慌气急,未予重视,有"高血压病"史 16 年,平素口服"拉西地平片 4 mg,每日 1 次"降压,血压控制在 115/85 mmHg 左右。有"冠心病"史 2 年余,目前口服"比索洛尔 2.5 mg,每日 1 次"控制心率。有"高脂血症"史 11 年,三酰甘油 8 mmol/L,胆固醇、低密度脂蛋白、高密度脂蛋白正常。有"十二指肠溃疡"史 4 年。刻下:偶有胸闷,舌麻,便血 2 周,盗汗,眼干,无四肢活动不利,夜寐一般,多梦,胃纳可,二便调。舌质淡胖,舌中根部苔白腻,脉细。

检体: 血压 130/90 mmHg,心率 78 次/分,律齐,双下肢无肿。

诊断: 胸痹(气虚血瘀,肝肾不足)。

治法: 补气活血,滋补肝肾,养心安神。

处方: 党参 150 g,丹参 150 g,太子参 150 g,红景天 150 g,苍白术各 120 g,白芍 120 g,生黄芪 300 g,葛根 150 g,苦参 150 g,绞股蓝 100 g,毛冬青 150 g,桔梗 120 g,瓜蒌皮 150 g,川芎 100 g,红花 60 g,桃仁 100 g,莪术 150 g,天麻 120 g,钩藤 100 g,葶苈子 120 g(包煎),生山楂 200 g,炒决明子 200 g,炙鳖甲 120 g,麦冬 150 g,南沙参 150 g,平地木 120 g,潼蒺藜 120 g,白蒺藜 120 g,生熟地各 120 g,山茱萸 120 g,茯苓 120 g,泽泻 120 g,牡丹皮 120 g,杜仲 120 g,菟丝子 150 g,巴戟天 120 g,补骨脂 150 g,肉苁蓉 150 g,仙茅 120 g,淫羊藿 150 g,炙鸡内金 120 g,地龙 120 g,水蛭 60 g,合欢皮 300 g,夜交藤 300 g,酸枣仁 150 g,炙远志 120 g,茯神 150 g,淮小麦 150 g,紫石英 150 g,煅龙牡各 300 g,珍珠母 300 g(先煎),枸杞子 150 g,白菊花 60 g,白花蛇舌草 120 g,鸡血藤 150 g,炒薏苡仁 150 g,川楝子 120 g,炙甘草 150 g。诸药浓煎滤汁,去渣,再入鲜石斛 150 g,生晒参 200 g,西洋参 150 g,阿胶 150 g,龟板胶 150 g,鹿角胶 50 g,饴糖 250 g,冰糖 150 g,莲子 150 g,大枣 150 g,黑芝麻 100 g,核桃仁 100 g。文火收膏。以沸水冲服 1 匙,每日 2 次。

[按语] 本案患者辨证属胸痹(气虚血瘀,肝肾不足)。心气亏虚,瘀血内阻,故胸闷;气虚不能固摄津液,故盗汗;气虚血溢,故便血;气虚则血亏,心血亏虚,故夜寐多梦;肝肾不足,肝开窍于目,目失于濡养则眼干;心开窍于舌,心血失养,故舌麻。方中人参、生黄芪、太子参、党参等大补元气,培土为本,以养心颐;苍白术、白芍柔肝健脾、燥湿化痰;丹参、红景天、川芎、红花、桃仁、莪术等活血化瘀;葛根、苦参辅助降压;茶树根、毛冬青清热解毒;桔梗、瓜蒌皮宽胸理气;天麻、钩藤平肝潜阳;葛根、苦参、生山楂、炒决明子降脂抗凝;二仙方滋补肝肾;地龙、水蛭等化瘀通络;合欢皮、夜交藤、柏枣仁、炙远志、茯神、淮小麦等养心安神;紫石英、煅龙牡、珍珠母镇心安神,平肝潜阳;川楝子疏肝理气,调畅气机,使补中有通;炙甘草补益心脾,调和诸

药;生晒参合西洋参,阿胶与龟板胶、鹿角胶阴阳相配,动静结合,补气养血。

(曹阳)

案 5 张某,男,73 岁。2019 年 11 月 5 日制膏方。

主诉: 反复胸闷 6 年余。

病史: 患者有"冠心病心脏起搏器植入术"史 6 年余,患者每于劳累后出现胸闷,无心慌气急,无黑蒙晕厥。有"高血压、糖尿病"病史 10 余年,平素血压、血糖控制可。刻下:反复胸闷,怕冷,四肢不温,口干,腰酸,夜寐欠安,夜尿多,胃纳可,大便调。舌质紫暗,苔薄白有裂纹,脉沉细。

检体: 血压 124/80 mmHg,心率 70 次/分,律齐,双下肢无肿。

诊断: 胸痹(胸阳不振,气虚血瘀)。

治法: 益气温阳,活血化瘀。

处方: 党参 150 g,丹参 150 g,赤白芍各 150 g,怀山药 120 g,生黄芪 300 g,葛根 150 g,苦参 150 g,桂枝 120 g,瓜蒌皮 150 g,川芎 100 g,红花 60 g,桃仁 100 g,莪术 150 g,天麻 120 g,钩藤 100 g,郁金 120 g,地龙 120 g,水蛭 60 g,煅龙牡各 300 g,珍珠母 300 g,豨莶草 120 g,平地木 120 g,潼蒺藜 120 g,牛蒡子 120 g,泽兰 120 g,徐长卿 120 g,独活 120 g,桑寄生 150 g,秦艽 120 g,防风 120 g,细辛 60 g,熟地 120 g,山茱萸 120 g,茯苓 120 g,泽泻 120 g,牡丹皮 120 g,枸杞子 150 g,白菊花 60 g,菟丝子 120 g,巴戟天 120 g,杜仲 120 g,川续断 120 g,怀牛膝 100 g,麦冬 150 g,南沙参 150 g,薤菜 150 g,鬼箭羽 120 g,生山楂 150 g,决明子 200 g,合欢皮 300 g,首乌藤 300 g,茯神 150 g,炙远志 120 g,酸枣仁 150 g,淮小麦 150 g,紫石英 150 g,黄精 150 g,制首乌 120 g,当归 120 g,淫羊藿 150 g,补骨脂 150 g,肉苁蓉 150 g,川楝子 120 g,炙甘草 150 g,葶苈子 180 g,石菖蒲 120 g。诸药浓煎滤汁,去渣,再入莲子肉 150 g,灵芝 100 g,生晒参 200 g,西洋参 150 g,阿胶 150 g,鳖甲胶 100 g,鹿角胶 50 g,水草枫斗 100 g,木糖醇 250 g,黑芝麻 100 g,核桃肉 150 g,牛鞭子 1 条。文火收膏。以沸水冲服 1 匙,每日 2 次。

[按语] 本案患者本虚标实,胸阳不足为本,瘀阻心脉为标,故组方时运用大剂量补气药如黄芪、党参、生晒参等,以及淫羊藿、补骨脂、肉苁蓉等补阳药,以期益气温阳,振奋胸阳,使气旺则血行,瘀血自除;兼顾患者四肢不温症状,予地龙、水蛭等活血通络药;患者兼有糖尿病史,故予六味地黄滋补肝肾,鬼箭羽等辅助降糖;夜寐欠安,予合欢皮、首乌藤、酸枣仁等养心安神药。全方体现了赵师注重扶正祛邪、培土养阴、兼症并治的学术思想。

(曹阳)

第六章
论文精选

赵国定益气化痰通络法治疗冠脉微循环障碍之经验

    冠脉微循环是冠脉循环的重要组成部分,呈网状分布,是维持心肌灌注的主要来源,而冠脉微循环障碍是由于冠脉微血管结构、功能的异常所致的心肌缺血综合征。随着心血管疾病患病人数的逐年增加、医学影像技术的推陈出新及冠脉再灌注技术的日趋成熟,冠脉微循环障碍疾病检出率逐渐增加,越来越引起临床重视,成为新的研究热点。西医治疗冠脉微循环障碍以改善患者临床症状、降低心血管事件的发生风险为宗旨,通过控制心血管危险因素、抗血小板聚集及降脂治疗、抗缺血治疗等方案,治疗具有时效性,但易反复发作。

    赵国定认为,冠脉微循环障碍属于中医学"胸痹"范畴,究其原因主要为"不荣则痛"和"不通则痛"。心主血脉,血液运行于脉中,依赖心脏的搏动并输送全身。心脏的搏动依赖于心气,心气正常运行,血液得以运行于全身发挥濡养作用,循环灌注不止;心气不足,心脏搏动减弱,不能搏动血液于全身,进而导致血液瘀滞于脉中,不能荣养血液则痛。胸中心气不足,心血无以化生,营气不周,脉络空虚,心络失养则挛急疼痛,从而出现"不荣则痛",因此部分患者冠脉造影正常但仍有胸闷等临床症状。

    赵师特别强调,因冠脉微血管可归为中医学"络脉"范畴,故冠脉微循环障碍疾病乃心之络脉为病。络脉为十二正经之别出,为经脉功能的延续与补充、一身气血津液运行之通路,逐级细分,纵横交错,直通脏腑,输布气血营养全身。冠脉微循环障碍疾病病机虽复杂,但总属本虚标实证。经主气,络主血,病之初起在于损伤经气,病久则入络伤血,血伤则五脏失于濡养。病位在心,心气虚则心之络脉受损,瘀阻于心脉,出现胸痹、心痛、乏力等症。

脉络瘀阻、心络绌急致"不通而痛",亦是导致冠脉微循环障碍的关键因素。部分患者PCI术后容易出现冠脉微循环障碍。首先,PCI术仍属于四级微创手术,手术过程导丝穿入可能导致微血管损伤,此为中医的外源性创伤,血液瘀滞体内,运行不畅,不通则痛;其次,支架留置于体内属于异物,易产生痰湿等病理产物,痰湿阻滞经络,气机运行不畅,患者易胸闷气短;最后,实施PCI术为中老年人居多,老年人素体亏虚,术后耗伤人体正气,气虚不易推动气血运行,《医林改错》云:"元气既虚,必不能达于血管,血管无气,必停留而瘀。"加之痰湿留滞,血液瘀滞而刺痛,不通则痛,患者可表现为胸痛不适。同时PCI术后患者身体亏虚,易遭受外邪入侵人体,寒邪可凝滞于脉中,脉道拘急,气血运行不畅,不通则痛;寒邪致气血凝滞,心血无力推动,心气不能搏动,心无力推动气机血液运行。

益气化痰通络法主要是由补益心气和活血化瘀之方药所组成,前者针对气虚,后法为化瘀所用。赵师常在黄芪桂枝五物汤、补阳还五汤、血府逐瘀汤和桃红四物汤等基础上化裁。补气药,首推人参和黄芪。人参向有"补气之元神"之誉,因气虚而血脉塞涩细弱者,投以人参补气生血,气壮则血行,脉自通。若遇体虚便溏者,则选太子参代之。黄芪,其性甘温,能通调血脉,流畅经络,故有"为补气诸药之最"之称。药理实验证实,黄芪对心脏具有增强心肌收缩,增加心输出量以及减缓快心率的作用。在活血化瘀药物中,赵师主取丹参、桃仁、赤芍、红花、莪术等。丹参专入血分,功同四物,内达脏腑而化瘀滞,外利关节而通脉络。

赵师对血管内微血栓形成、冠脉介入术后再狭窄者,经常拟方采用水蛭、地龙、郁金为臣药。《神农本草经》云:"水蛭主逐恶血,瘀血,月闭。破血瘕积聚,无子,利水道。"现代药理研究证实,水蛭提取物中的水蛭素具有强效的抗凝、抗血小板、溶栓作用。《本草纲目》谓:地龙"性寒而下行,性寒故能解诸热疾,下行故能利小便,治足疾而通经络也"。药理学研究证实,地龙提取物中有多种纤溶酶,具有改善血流动力和微循环的作用。郁金归于活血化瘀类中药,功善散血分之瘀滞、解气分之郁结。《千金翼方》载:"郁金味辛性苦……主血积下气。"刘婷等研究发现,郁金制剂作用广泛,在心血管疾病方面具有改善冠脉循环、增加心肌灌注、抗心律失常等作用。对郁金的提取物进行提纯,结果发现,其含有姜黄素,具有降低血液黏度、抗血小板聚集、调脂、抗炎作用。三药合用,共奏清热凉血散瘀之效,与君药益气活血之效相辅相成。

由于本病的复杂性,无论是"不通则痛",还是"不荣则痛",本质在于气虚、气滞引发痰湿、血瘀等病理产物的生成。临床上采用益气化瘀法的同时,从整体着眼,常与宣肺、健脾、补肾、温阳利水等诸法相配伍,以冀进一步提高增强疗效。

典型病例

陈某,女,58 岁,退休。2019 年 2 月 25 日初诊。反复胸闷不适 10 余年,加重 1 周。现病史:患者 10 年前曾行冠脉支架术后,仍反复胸闷不适,偶有心前区疼痛及左肩背放射痛,每次持续 2～3 分钟,休息后,能自行缓解,多次赴三甲医院就诊,反复查心电图检查示 ST－T 改变。复查冠脉造影发现支架内血流通畅,给予抗焦虑药物及常规双抗等西药治疗,但胸闷症状时有发生。近 1 周来胸闷不适加剧,三甲医院急诊查心电图示 ST－T 改变。故今赴赵师门诊。刻下:形体肥胖,动则汗出,神疲乏力,喉中黏痰,夜寐不安,胃纳欠佳,大便通畅。舌质偏紫,苔白腻,脉沉细。中医诊断:胸痹心痛。气虚血瘀,痰瘀交阻。治法:化痰通络,健脾益气。

方药:党参 15 g,丹参 15 g,黄芪 30 g,苍术 9 g,白术 9 g,桂枝 9 g,瓜蒌皮 15 g,川芎 9 g,红花 6 g,桃仁 9 g,水蛭 6 g,郁金 9 g,茯苓 12 g,半夏 12 g,薤白 6 g,合欢皮 30 g,夜交藤 30 g,茯神 15 g,制远志 12 g,淮小麦 15 g,川楝子 12 g,炙甘草 15 g。7 剂。

二诊

胸闷渐减,乏力仍有,夜寐渐安。舌质仍偏紫,苔白腻,脉沉细。病机同前,继以前法,加予理气药物。

方药:党参 15 g,丹参 15 g,黄芪 30 g,苍术 9 g,白术 9 g,桂枝 9 g,瓜蒌皮 15 g,川芎 9 g,红花 6 g,桃仁 9 g,水蛭 6 g,郁金 9 g,茯苓 12 g,半夏 12 g,薤白 6 g,合欢皮 30 g,夜交藤 30 g,茯神 15 g,炙远志 12 g,淮小麦 15 g,川楝子 12 g,炙甘草 15 g,陈皮 9 g,红景天 15 g。7 剂。

三诊

胸闷渐减,乏力缓解,喉中无黏痰,夜寐渐安。舌质稍紫,苔薄白,脉沉细。病机同前,继以前法,去化湿药物。

方药:党参 15 g,丹参 15 g,黄芪 30 g,白术 9 g,桂枝 9 g,瓜蒌皮 15 g,川芎 9 g,红花 6 g,桃仁 9 g,半夏 12 g,薤白 6 g,合欢皮 30 g,夜交藤 30 g,茯神 15 g,炙远志 12 g,淮小麦 15 g,川楝子 12 g,炙甘草 15 g,陈皮 9 g,红景天 15 g。14 剂。

14 剂药后诸症悉平。

(宋琦)

赵国定运用膏方辨治胸痹经验

1. 因人施膏，整体调理

《黄帝内经》指出人有不同体质，"人之生也，有刚有柔，有弱有强，有短有长，有阴有阳"；《古今医鉴》说"心痹痛者，素有顽痰瘀血"，可见古人早发现体质为痰瘀者易发生胸痹。王琦将体质类型分为平和质、气虚质、阳虚质、阴虚质、痰湿质、湿热质、血瘀质、气郁质和特禀质9种，体质决定了对不同疾病的易感性。赵师认为体质与疾病证候有着密切的关系，是产生病证异同的关键，而证的不同，其本质仍在于体质之不同。因此，治疗重辨体质，在个体处于"未病"状态根据体质给出有针对性调理方案，在已病时则辨质与辨病辨证相结合，因人施膏，一人一膏，是膏方获得疗效的基础。

针对冠心病，赵师认为宜辨体质、分虚实。从体质而言，(阳)气虚质、痰湿质、血瘀质最易发生该疾病。冠心病属中医学"胸痹""真心疼""心悸"范畴，病位在心与血脉，病机多为本虚标实，心(阳)气虚致气阴两虚为本，"阳微阴弦"，痰与瘀是继发因素，病理是心脉瘀阻。患者阳气亏虚，胸阳不振，气虚推动无力则阴邪凝结，痰湿、瘀血胶结，阴乘阳位，气机不利，以致不通则痛。痰湿质、血瘀质的中医体质理论，与西医上血液高脂、高黏、高凝状态易于发生冠心病理论是一致的。赵师根据冠心病易感体质，认为临床上胸痹病本虚表现为(阳)气虚证、气阴两虚证型为主，邪实往往表现为痰浊与瘀血互结证型为主。宜抓病机，重痰瘀，治宜"痰瘀同治，治辨虚实"，分清虚实微甚及痰瘀之轻重。若以痰为主，脾虚湿盛者，以二陈汤、苓桂术甘汤、瓜蒌薤白半夏汤加减；肝阳化风，灼液为痰，当用二陈汤加胆南星、石菖蒲、远志、竹茹等。以瘀为主者，赵师自拟冠心病活血六法，分别为理气活血法、益气活血法、助阳活血法、养血活血法、凉血活血法与化痰活血法，药多选用地龙、当归尾、川芎、桃仁、红花、丹参、赤芍、莪术、三七粉等。

此外，赵师认为膏方注重从整体出发，辨证施膏，以平和为主，用药治疗时不能单纯追求化痰、活血药的使用。冠心病多发生于中老年人，常伴有多种疾病，宜治"心"而不唯"心"。通过整体治疗兼顾其他脏腑，运用中医学整体动态观察的基本特点，将西医的辨病与中医的辨质、辨证相结合，全面调理脏腑的气血阴阳平衡。

2. 扶正补虚，调治兼施

冬令进补膏方中，阿胶、鳖甲胶、人参、冬虫夏草等补益类药物构成了膏方的主体即君药,在冬季"闭藏"季节能使营养物质充分地吸收、贮存于机体,充分体现了中医学"治未病"的思想,也是中医"因时制宜"的体现。赵师认为,膏方不唯补,还要兼顾现病史、既往史,在整体辨证的基础上配伍治病的药物。膏方应遵循"谨察阴阳所在而调之,以平为期"及"必先五脏,疏其血气,令其条达而致和平"的原则。故拟膏方时宜调补与治病并施,扶正中防敛邪,攻邪中求补虚,调治结合,最终达到人体阴平阳秘、气血调和的目的。

赵师以六味地黄丸、八珍汤、二仙汤为基础方调补脏腑气血阴阳。根据患者气血阴阳的偏虚程度,应用细料、胶类药材,偏气虚,加大西洋参、生晒参用量;偏于血虚、阴虚,则加大鳖甲胶、阿胶、龙眼肉用量;偏于阳虚,则应用鹿角胶等。用饮片治疗胸痹基础疾病方面,赵师采用痰瘀同治法,从通络、通痹和温通入手,着眼整体,心脉兼理,自始至终注重顾护胃气。赵师治疗心病常用的十种治法,包括活血化瘀法、芳香温通法、扶正补益法、理气解郁法、养心安神法、化痰调脂法、利水消肿法、平肝潜阳法、清热解毒法、回阳救逆法。临床针对不同兼证,灵活采用不同治法。同时,赵师认为冠心病多气血不足、阴虚脏燥,故治疗以益气养阴法贯穿始终:补气常用黄芪、党参、太子参;补阴药用玄参、麦冬、天花粉、南沙参、石斛、生地、熟地、女贞子、枸杞子、墨旱莲、黄精、首乌、当归等;阴损及阳,肾阳虚者则温肾养心,以《金匮》肾气丸或桂附肾气丸加减,药用仙茅、淫羊藿、补骨脂、肉苁蓉、菟丝子等。

此外,赵师衷中参西,灵活掌握中药药理,善用药对。治疗冠心病必用丹参、党参益气活血,桂枝、瓜蒌皮温阳通痹,川芎、桃仁、红花活血化瘀;心律失常用葛根、苦参并辅助降压;麦冬、天花粉滋养心阴;茶树根、毛冬青清热解毒,抗动脉血栓和改善内皮炎症;柴胡、枳壳行气止痛;瓜蒌、薤白宽胸理气;茯苓皮、玉米须利尿消肿,治疗心衰水肿;莪术、钩藤活血平肝。冠心病夜间多发,故常加夜交藤、合欢皮宁心安神,提高睡眠质量减轻症状。如冠心病伴发房颤,则用甘松、五味子,补中有通,改善心律失常。同时,根据不同兼证灵活用药,如:鸡血藤、花生衣提高血小板计数;生山楂、绞股蓝降脂、抗凝;潼蒺藜、平地木治疗脂肪肝;反流性食管炎用旋覆梗、代赭石;咽喉炎用桔梗、木蝴蝶;颈、腰椎病者加牛蒡子、泽兰;高血压用天麻、钩藤;眼疾用密蒙花、白菊花;降血糖用黄精、葛根、鬼箭羽、薜菜;抗乙肝病毒用苦参、叶下珠;面部痤疮用扁豆衣、枇杷叶;脑梗死后遗症应用地龙、水蛭、全蝎、白僵蚕;等等。针对冠心病患者不同的体质与病证,采用调治兼施的原则,可以达到保持机体气血通畅与阴阳平衡的目的。

3. 健脾醒胃,动静结合

赵师治疗心系病证以调理脾胃为大法,提出"培土之本,以养心颐"的观点。脾胃与心在经络、生理、病理、病因、病机及临床各方面均有联系。经络上,《黄帝内经》曰"胃之脉络通于心"，心经、心包经与脾胃经同处于胃脘区域。《脾胃论》云"夫饮食入胃，阳气上行，津液与气入于心"，生理上心依赖于脾胃正常运化产生的营气滋养，病理上脾失运化可致痰瘀阻络、水饮凌心，心阳虚衰亦可引起脾阳不振。临床上可见饱食后诱发冠心病或猝死，心病患者也常伴有消化道症状。Kalia 将孤束核分为 9 个亚区，心胃的感觉传入信息在大脑孤束核内发生汇聚、整合，在延髓水平再通过迷走神经运动背核区和头侧延髓腹外侧区来调节心胃的功能活动。现代医学的"胃冠反射"理论为"心胃同治"在经络上的关联提供了有力佐证。

《症因脉治》载："心胃相隔，然胃之大络，名曰虚里，贯膈络肺，注于心窍。若中阳损伤，胃不和降，心胸满闷，呕逆频繁，此浊阴上逆，心脉不安。"六腑气机郁滞，常可导致心脉不通，出现胸痹。故赵师提出脏从腑治、心胃同治的理论。赵师常说："脾胃执中州以御四旁，补肾不如补脾，脾胃一调，则周身气机皆调，脾胃一健，则五脏六腑俱健，脾胃不健，药物也难以吸收运化以达病源。"脾胃功能正常可以升阳布精，调理气机。在用药的时候牢记"脾主升胃主降""脾喜燥胃喜柔润"的特点，注意刚柔相济及升降相伍相配合，通过益气健脾及芳香宣通之法，维护和恢复脾胃的正常功能。治疗心系病证自始至终总要顾护胃气。赵师常用苍术、白术、茯苓、黄芪、党参、山药、薏苡仁益气健脾，谷麦芽、鸡内金、六神曲顾护胃气。此外，膏方多以阿胶、鳖甲胶、龟板胶、鹿角胶等胶类收膏，黏腻难化，容易碍气伤胃。赵师强调动静结合，在应用补益气血等"静药"时，配合行气助运之"动药"，调气机，畅郁结，使气机升降有序。每方多加入川楝子行气，酌情加入柴胡、枳壳、佛手、香橼、陈皮、八月札、砂仁、陈皮、玫瑰花等理气之品增强疗效，如此才能补而不滞，通补兼施，膏方才能发挥应有功效。

根据以上理论，赵师既往研制出一系列院内制剂，如"冠心灵胶囊"（炙甘草、川芎、三七、丹参、桂枝等）、复方参桂胶囊（炙甘草、党参、瓜蒌皮、法半夏、地黄、丹参、川芎、三七、桂枝等）及健脾护心胶囊（炙甘草、党参、白术、茯苓、法半夏、瓜蒌皮、生地、麦冬、五味子、丹参、川芎、三七等）等，已被临床证实疗效显著。

4. 病案举例

赵某，男，72 岁。2016 年 12 月初诊。有冠心病、快速型心律失常病史近 5 年，近 1 个月常自觉胸前区憋闷、疼痛，持续时间 10 余分钟，多于活动后出现，经休息可缓解，活动后心慌、乏力、汗多，胃脘部胀痛，腰背酸痛，怕冷，口干，寐可，夜间小便多，大便尚可。舌黯有齿痕，苔白腻有裂纹，脉沉细无力。心电图示心肌缺血改变。既往有"高血压"病史，近期血压偏高，有"腰椎间盘突出"病史。予中药膏方 1 料，处方：党参 150 g，丹参 150 g，赤芍 120 g，炒白术 120 g，苍术 120 g，山药 150 g，生黄芪 300 g，桂枝 120 g，瓜蒌皮 150 g，茶树根 150 g，毛冬青 150 g，地锦草 150 g，川芎 100 g,桃仁 100 g,红花 60 g,莪术 150 g,天麻 100 g,钩藤 100 g,青葙子 120 g,夏枯草 120 g,熟地 120 g,茯苓 120 g,泽泻 120 g,牡丹皮 120 g,柴胡 100 g,枳壳 100 g,佛手 100 g,陈皮 90 g,藤梨根 120 g,八月札 120 g,川楝子 120 g,补骨脂 150 g,肉苁蓉 150 g,菟丝子 150 g,制狗脊 120 g,杜仲 120 g,川续断 120 g,怀牛膝 120 g,牛蒡子 120 g,泽兰 120 g,徐长卿 120 g,麦冬 150 g,天花粉 150 g,南沙参 150 g,仙茅 120 g,淫羊藿 120 g,黄精 150 g,制首乌 150 g,当归 120 g,女贞子 120 g,墨旱莲 120 g,薏苡仁 300 g,灵芝 100 g,瘪桃干 150 g,莲子 150 g,大枣 150 g,炙甘草 150 g,生晒参 200 g,西洋参 200 g,石斛胶 50 g,阿胶 150 g,鹿角胶 100 g,鳖甲膏 100 g,饴糖 200 g,冰糖 200 g,黄酒 1 料。上药煎制成膏,每日一汤匙,开水冲服。

二诊(2017 年 11 月)

2017 年心前区憋闷疼痛、气短症状发作次数明显减少,心慌、乏力症状明显改善,胃胀改善,无腹泻,睡眠较差,饮食、二便均可。舌暗有齿痕,苔薄白,脉沉细。前方加入百合 100 g,合欢皮 120 g,夜交藤 150 g,酸枣仁 120 g,珍珠母 300 g,生牡蛎 300 g,其余不变,继服膏方 1 料。

三诊(2018 年 11 月)

2018 年内心前区憋闷、疼痛症状基本未再出现,睡眠改善,原方再服一料。

[**按语**] 患者为老年男性,年过七旬,属中医胸痹病,证属气阴两虚,痰瘀交阻之证。治以益气养阴、化痰活血通络之法。以八珍汤、六味地黄汤、二仙汤作为基础用药调补气血阴阳;气虚则乏力、自汗,多用黄芪、党参、西洋参、生晒参益气;肝肾阴虚则口干、腰酸,药用麦冬、天花粉、南沙参、黄精、制首乌、当归、女贞子、阿胶、鳖甲胶、石斛滋补阴津;患者阴损及阳则怕冷,腰膝酸软,夜尿多,故以补骨脂、肉苁蓉、菟丝子、制狗脊、杜仲、川续断、怀牛膝、鹿角胶益肾壮阳。冠心病胸阳不振则胸闷,故用桂枝、瓜蒌皮温阳宽胸理气;快速型心律失常,加地锦草、茶树根、毛冬青强心、丹参、赤芍、川芎、桃仁、红花、莪术化瘀。同时注重调理脾胃,故用山药、白术、苍术、茯苓、薏苡仁健脾护胃化湿,并以白芍缓急止痛治疗胃痛,加入柴胡、枳壳、佛手、陈皮、藤梨根、八月札、川楝子行气,气机通畅则气血流畅,中上腹胀满自除。患者有高血压病,用天麻、钩藤、青葙子、夏枯草平肝潜阳治疗头胀;腰椎间盘突出,用牛蒡子、泽兰、徐长卿;瘪桃干敛汗;灵芝、百合、合欢皮、夜交藤、酸枣仁、珍珠母、生牡蛎安眠。诸药合用,随访观察行之有效。

〔张瑞,李化强,郑燕,等.赵国定运用膏方辨治胸痹经验[J].中医文献杂志,2019,37(06):40-42+44.〕

赵国定辨治胸痹学术思想浅探

1. 培土之本，以养心颐

赵师认为，胸痹病机为本虚标实，正虚(心气虚、心阴虚)是本病内因，痰与瘀是本病继发因素。冠心病发病在心，但根据脏腑学说来看，五脏是相互关联的整体，气虚、阴虚、痰浊、瘀血这四个方面病理改变，其病机与脾胃关系密切。

脾胃与心在经络、生理、病理、病因、病机、临床各方面均有联系。《黄帝内经》曰"胃之脉络通于心"，心经、心包经与胃经、脾经都分布在"鸠尾以下至脐上二寸"，同处于胃脘区域，所以心胃感传相通。生理方面，"心主荣，夫饮食入胃，阳气上行，津液与气入于心"，心赖以滋养的营气源于水谷，出于中焦，依赖脾胃正常运化功能产生。《灵枢·邪客》曰："五谷入于胃也，其糟粕、津液、宗气分为三隧，故宗气积于胸中，出于喉咙，以贯心脉而行呼吸焉。"李东垣亦说："夫饮食入胃，阳气上行，津液与气，入于心，贯于肺，充实皮毛，散于百脉。"病理、临床表现方面，心脾母子相连，不仅脾胃运化失常引起心失所养、痰瘀阻络、水饮凌心等证，还可心气、心阳虚衰，产生脾失健运、脾阳不振等临床表现。脾胃致心系病证的病因有 3 个方面：一是思虑劳倦过度，脾胃内损，脾失健运，宗气生成匮乏，心脉为之不利；二是饮食失节，暴饮暴食，克伤中土，痰湿内生，痹阻心脉或胸阳受抑而成；三是情志不畅，气机不利，中焦枢机失利，气滞血瘀而成。此外，胸痹的寒邪内侵、饮食不当、情志失调、年迈体弱等四大病因均可伤及脾胃。

现代医学认为，自主神经功能最敏感部位在胃肠道，胃肠功能失调可通过自主神经系统影响心脏功能，心系病证也多伴有消化道症状。此外，心胃感觉传入通路可能在大脑孤束核内发生汇聚、整合，孤束核的功能及与其他中枢核团的联系可为中医心与脾胃相关性以及从脾胃论治冠心病提供现代医学的理论依据。

基于以上各方面，赵师治疗上提出"培土之本以养心颐"，从调理脾胃治疗胸痹。"补肾不如补脾，脾胃一调，则周身气机皆调；脾胃一健，则五脏六腑俱健"。胃为水谷之海，脾胃为中土之州，执中州以御四旁。用药的时候，注重升降相伍，通过健脾益气、芳香宣通，维护和恢复脾胃的气化功能，临床用药多选用山药、白术、白芍、人参或党参、太子参、黄芪、大枣、陈皮、炙甘草等健脾益气之品，每方多加入川楝子行气，补中寓通。据此理论，赵师研制的"冠心灵系列合剂"、复方参桂汤(炙甘草、党参、地黄、桂枝、瓜蒌皮、法半夏、丹参、川芎、三七等)、健脾护心胶囊(党参、白术、茯苓、炙甘草、生地、麦冬、五味子、法半夏、瓜蒌皮、丹参、川芎、三七等)应用于临床,疗效显著。

2. 心病用药,贵在宣通

胸痹患者多气血不足,脏燥阴亏,血道涩滞,故治疗贵在宣通,用药从宣通气机、流通气血入手。赵师治疗采用三通(温通、通络、通痹)与二补(阴阳双补、鼓舞胃气)相结合。

首先,心病宜温,胸痹之病机为"阳微阴弦",故治疗宜温通,不宜用过多苦寒之药,且宜通补兼施。冠心病平时调治以治本为主,补而兼通;急时治标,以通为主,通补兼施,用药多选用芳香温通,宣痹通阳,根据病情轻重选用薤白、木香、香附、檀香、降香、延胡索、桂枝、瓜蒌皮、甘松等芳香类药物。需注意,使用温里药物的同时,应配以如麦冬、天冬、白芍等甘寒养阴生津之品,以期阴中求阳,以防温热之品伤阴。因热致瘀火症状明显者,禁用或慎用辛温药物,或可在凉血泻火的方药中加一两味辛温药物,反佐药物寒凉之性,提高整方活血化瘀之功效。芳香温通药物不宜久服,以免损伤脾胃之气。"胃气一败,百药难施",温通一法还必须顾护脾胃,如果脾胃功能异常,则任何宣通和进补都不能实现,常选用鼓舞胃气、健脾益气之品如黄芪,太子参、白术、党参,通中寓补。

其次,赵师认为胸痹的实质包含心脏与周围血管的病变。《症因脉治》卷三载"心痹之脉,即脉痹也",表明了脉痹、心痹症因相连,关系密切。心脏及营养心脏之脉络(包括心之正经与支别脉络)的疾病,与现代医学归属心血管疾病一致。其中,冠状动脉病变引起的心绞痛即相当于营养心脏之脉络的病变。治疗上宜着眼整体,心脉兼理。通痹开流当注重通络之法,选药如莪术,破血通络,具有血中气药作用;丹参,活血通心包络;地龙、土鳖虫、鸡血藤等,通脉络;当归尾、赤芍、三七、川芎、桃仁、红花,活血化瘀。在运用活血化瘀通络法时,也辨证加入补气、理气之品,如红景天,具有人参样补气功效,柴胡、枳壳、佛手片、玫瑰花、砂仁以理气,如此能促进血脉流通,调和气血。

3. 益气养阴,贯彻始终

赵师认为,胸痹,临床多见气阴两虚合并痰瘀交阻证。从发病年龄来看,患者多以40岁以上人群多发,《黄帝内经》云"年四十而阴气自半",年高精亏,气阴不足,脏燥阴亏。此外,患者多素有高血压、糖尿病等基础疾病,此类疾病病程长,长年久病,耗伤气阴。加上现在快节奏、高压力生活,长期精神紧张,多思善虑,则伤心、动肝、碍脾,暗耗阴津气血。气阴亏虚形成之后,成为滋生诸邪之肇端。气虚则血行不畅为血瘀;气虚不能行津化痰,而变生痰饮;阴虚则血运失畅,如舟行无水,脉络瘀阻;阴虚则心肝火旺,炼津为痰,阻滞脉管;痰瘀互阻,心脉痹阻,不通则痛,发为胸痹。

由此,赵师临证用药,多以益气养阴为基础。益气养阴,治病求本,扶正祛邪,以绝邪生之源。赵师常用黄芪、党参、太子参补中益气;麦冬、生地滋养心阴;天花粉、石斛养胃阴;枸杞子、黄精、女贞子等培肾阴。此外,运用益气活血等温阳药物时多加用养阴药物以制约,防止温燥过度。现代药理研究也揭示养阴药多能改善血管壁的功能。

4. 病证结合,衷中参西

《赵锡武医疗经验》云:"有病始有证,而证必附于病。"赵师在继承传统医学诊疗思路上,对现代医学的诊疗主张病证结合,衷中参西。他认为,中医的病是个类概念,对于辨病,是辨西医的病。疾病从根本上规定着证的变化和表现形势,证仅代表疾病的某一阶段的主要矛盾。临证首先应该辨病,这有助于把握疾病发展的基本病理变化规律,对于医患双方都有重要意义。

在明了疾病的西医病理改变基础上,运用中西贯通方法,进行辨证用药。赵师对现代中药药理了解于胸,在辨证论治的基础上,应用葛根配苦参抗心律失常,地锦草专治快速型心律失常,茶树根配毛冬青强心,桂枝配瓜蒌皮强心、扩张冠脉。再如,对于充血性心力衰竭的治疗,西医强调利尿的重要性,赵师应用中药泽泻、茯苓、车前子利尿,减少西药利尿剂致酸碱失衡、电解质紊乱之弊。应用葶苈子强心,临床用于咳喘不得卧、浮肿明显且没有明显脾肺气虚表现者,尤其适用反复应用地高辛中毒者。

另外,赵师参考现代药理学提出一些冠心病预防与保健中药,如山楂、决明子、葛根可降低血脂,具有清道夫作用;三七粉早晚各 1 g 吞服可降脂及预防心绞痛发生;蒲黄、丹参可降低血脂,改善血循环;女贞子有抗氧化、降血脂作用。赵师自创保健方"调心方",由黄芪 10 g,丹参 10 g,枸杞子 10 g、生山楂 10 g 组成。方中黄芪补气,丹参活血化瘀,枸杞子滋补肝肾,生山楂降脂化痰。每日 1 剂,煎汤代茶。应用临床已被证明能有效预防胸痹发作。

赵师学术思想深邃,临床经验丰富,以上探述,仅择其要而矣,实属以管窥豹。尚如"养生三平法""冠心病注重未病先防"等皆体现了中医文化的精髓,值得进一步学习探讨。

〔张瑞,郑燕.赵国定辨治胸痹学术思想浅探[J].江苏中医药,2015,47(10):23-24.〕

赵国定益气活血法治疗气虚血瘀型冠心病的临床研究

　　冠心病是临床常见病、多发病,具有高致残率、高死亡率等特点,严重危害着人类的身体健康。随着生活水平的升高,该病的发病率逐年上升。该病在中医学隶属"胸痹""心痛"等范畴。诸多临床研究证实中医药治疗冠心病有很好的疗效。赵国定认为,胸痹病机为本虚标实,正虚(心气虚、心阴虚)是本病内因,痰与瘀是本病继发因素。正邪交织成为本病迁延不愈、反复发作的关键。笔者跟师随诊,见赵师治疗气虚血瘀型冠心病临床疗效显著,现报告如下,以飨同道。

　　1. 资料与方法

　　(1) 一般资料:共观察治疗 58 例冠心病患者,病例均来源于 2018 年 1 月—2019 年 10 月,在上海市普陀区中心医院及上海市黄浦区中心医院就诊的患者。随机将其分为对照组和治疗组各 29 例,其中治疗组男 13 例,女 16 例,年龄最大 88 岁,最小 44 岁,平均年龄(70.5 ± 9.9)岁,病程 0.5～15 年;对照组男 16 例,女 13 例,年龄最大 86 岁,最小 57 岁,平均年龄(70.7 ± 8.4)岁,病程 1～16 年。两组一般资料相比$(P > 0.05)$,可以进行疗效比较。

　　(2) 诊断标准:冠心病辨证标准参照中国中西医结合学会心血管学会修订的《冠心病中医辨证标准》。

　　(3) 排除标准:①不符合上述中西医冠心病诊断标准者;②冠心病合并其他脏器严重疾病者,如肾衰竭、心衰、癌症等;③哺乳期女性,或妊娠,或正准备妊娠的女性;④未完成治疗的。

　　(4) 治疗方法:对照组:给予硝酸酯类、钙离子拮抗剂、β 受体阻断剂等常规治疗。治疗组:在对照组的基础上加服自拟经验方汤药,每日 1 剂,加水 500 ml,文火慢煎,日煎 2 次,两次混匀取汁 200 ml,分早晚两次口服。方剂为:党参 15 g,丹参15 g,黄芪30 g,桂枝 12 g,瓜蒌 15 g,茯苓 12 g,半夏 12 g,陈皮 9 g,川芎 9 g,红花6 g,赤芍 12 g,炙甘草 15 g。疗程 4 周。方药加减:气虚明显者,党参易人参;阴虚明显者,加南沙参、石斛、麦冬;血瘀明显者,加地龙、水蛭;夹痰者,加金荞麦、石菖蒲;失眠者,加远志、茯神、酸枣仁、合欢皮等。

　　(5) 观察指标与方法:中医证候:治疗前后参照《中药新药临床研究指导原则》中的相关标准,采用计分法观察中医证候积分。主要证候包括胸闷、胸痛、心悸、气短等,按无、轻、中、重分别计 0 分、2 分、4 分、6 分;次要症状按无、轻、中、重分别计 0 分、1 分、2 分、3 分。

（6）临床疗效评价：参照《中药新药临床研究指导原则》及相关标准，根据中医证候总积分变化判断临床疗效：中医证候总积分治疗后下降＞70％为显效，下降30％～70％为有效，下降＜30％或症状恶化为无效。

（7）统计学处理：采用 SPSS 17.0 版本软件进行统计分析。计量资料以均数±标准差($\bar{x}\pm s$)表示，符合正态分布的计量资料采用 t 检验，不符合正态分布采用 *wilcoxon* 秩和检验；计数资料采用卡方检验。以 $P<0.05$ 为差异有统计学意义。

2. 结果

（1）两组临床疗效比较：治疗组总有效率为 96.5％，对照组为 76.3％，两组比较差异有统计学意义($P<0.05$)。详见表 6-1。

表 6-1　两组临床疗效比较

组别	例数	显效(例)	有效(例)	无效(例)	总有效率(%)
治疗组	29	10	18	1	96.5
对照组	29	1	22	6	76.3

注：两组总有效率比较，$P<0.05$。

（2）两组主要中医证候积分及总积分比较：治疗后，治疗组胸闷、胸痛、心悸、气短、总积分较治疗前降低($P<0.05$)，对照组胸闷、胸痛、心悸、气短、总积分较治疗前降低($P<0.05$)；治疗后，两组总积分比较差异有统计学意义($P<0.05$)。详见表 6-2。

表 6-2　两组临床症状积分比较($\bar{x}\pm s$)

		胸痛	胸闷	心慌	气短	总积分
中药组 29 例	治疗前	1.17±1.81	4.41±2.22	3.6±2.56	3.03±2.85	12.2±4.77
	治疗后	0.27±0.88	1.20±1.08	0.89±1.14	1.20±1.34	3.58±2.47
西药组 29 例	治疗前	0.27±0.88	5.17±1.25	2.96±2.54	3.10±2.48	11.5±3.87
	治疗后	0.13±0.51	2.48±1.15	1.44±1.40	1.62±1.52	5.68±3.03

3. 讨论

冠心病在临床上如表现为胸闷、胸痛等症状，可属中医胸痹病范畴。早在张仲景《金匮要略·胸痹心痛短气病脉证治》中指出，"师曰：夫脉当取太过不及，阳微阴弦,即胸痹而痛,所以然者,责其极虚也。今阳虚知在上焦,所以胸痹、心痛者,以其阴弦故也",概括胸痹的病机为"阳微阴弦",即胸阳不振,阴乘阳位。赵师早年拜"贵阳四大名医"之一的袁家玑为师,深受袁老影响,认为"胸痹心痛一证,久病多虚,久病在血,久痛入络,闷多为痰,痛多为瘀",是阳微阴弦的进一步深化。赵师指出,心血管疾病,痰浊瘀血互为交阻是临床常见的重要病机,心主血脉,赖心气推动,胸痹日久,气虚为甚,不能行血,气血不畅,痰瘀内生,痰瘀互结,加重病情;气虚为主,痰瘀贯穿,故而对于冠心病患者,补气理气为扶正之要,痰瘀不可偏废。故赵师提出了益气健脾、活血通络的基本治疗大法,并自拟经验方进行辨证治疗。方中党参、黄芪补气养心,亦补益脾气,体现了赵师"顾护脾胃、补益后天"的治疗理念;痰浊、瘀血皆为阴邪,盘踞胸中,阻碍气机,故以桂枝、瓜蒌皮通阳宽胸,理气散结;桃仁、红花、川芎、赤芍为赵师所喜药对,川芎为血中之气药,四者相合,行气活血,通利血脉;痛者在瘀,闷者在痰,故方中又以茯苓、半夏、陈皮补脾化痰,炙甘草既可调和诸药,又可甘温益气,通经脉,利血气,缓急养心。诸药相合,体现了赵师"扶正祛邪、痰瘀同治、寓通于补"的治疗理念。

综上所述,冠心病为慢性疾病,反复发作,难于痊愈,中医药的辨证介入,大大提高了临床疗效,缓解了患者痛苦。因此,将中医药广泛运用到冠心病的治疗之中,不失为患者首选。

(曹会杰)

赵国定益气活血通痹方治疗冠心病心绞痛的疗效及血流动力学改善情况

冠心病心绞痛是冠心病中因冠状动脉供血不足,心肌急剧的、暂时的缺血或缺氧所引起的临床综合征,该病属于中医胸痹心痛、厥心痛的范畴,心绞痛是冠心病的典型症状之一,在一定程度上严重影响患者健康状态,从而降低患者的生活质量。因此,为了更好地改善冠心病心绞痛的疗效,本次研究针对冠心病心绞痛患者实施益气活血通痹方,对其临床价值进行探究,现分析报道如下。

1. 资料与方法

(1) 一般资料:选择我院 2019 年 5 月至 2019 年 12 月接受治疗的 70 例冠心病心绞痛患者作为研究对象,对其按照随机分组法分为对照组[共 35 例,男性 16 例,女性 19 例,平均年龄(65.19±4.68)岁,病程平均(6.26±0.56)年,实施常规西医治疗]和观察组[共 35 例,男性 15 例,女性 20 例,平均年龄(65.17±4.45)岁,病程平均(6.30±0.69)年,对照组另增加益气活血通痹方治疗]。两组患者一般资料无统计学意义($P>0.05$),具有可比性。所有冠心病心绞痛患者均自愿参加本次研究,我院理论委员会对研究完全知晓,并批准此次研究。

所有患者均符合以下纳入标准:患者心绞痛发作次数每周高于 3 次及以上,并且经休息后或服用硝酸甘油症状均有所改善的患者。

排除标准:①临床资料不完善;②配合治疗度低;③造血系统、肝、肾严重障碍患者;④重度心律失常、急性心肌梗死、严重心肺功能不全的患者。

(2) 方法:对照组患者仅需实施常规西医治疗的方法,观察组在常规西医治疗上实施益气活血通痹方进行治疗。

常规西医治疗:两组患者根据病情情况给予抗血小板药物,如阿司匹林或阿托伐他汀钙,β 受体阻滞剂如比索洛尔等西医常规治疗。

益气活血通痹方:由黄芪 30 g、党参 15 g、麦冬 15 g、葛根 15 g、桂枝 12 g、瓜蒌皮 15 g、川芎 9 g、三七粉 2 g、炙甘草 15 g 组成。水煎分服,每日 1 剂,每日 2 次,连续服用 4 周。

(3) 观察指标:①观察并记录两组患者的疗效。显效:患者心绞痛发作次数显著降低 80%。有效:患者心绞痛发作次数降低 50%~80%。无效:患者心绞痛发作次数显著未降低或降低幅度低于 50%。＊有效率＝(显效例数＋有效例数)/总例数×100%。②对两组患者治疗前后血管阻力、血管弹性以及血液黏稠度指标进行对比分析。

(4) 统计学方法:使用 SPSS 19.0 软件对数据进行统计学分析,使用 t 和"$\bar{x}±s$"表示计量资料,使用 χ^2 和%表示计数资料,$P<0.05$ 表示数据差异有统计学意义。

2. 结果

(1) 两组患者治疗前后血流动力学对比情况:经治疗后,患者血流动力学有明显的改善,对照组患者的血管阻力、血液黏稠度均低于观察组,血管弹性高于观察组,差异具有统计学意义($P<0.05$),详见表 6-3 和表 6-4。

表 6-3 两组患者干预前后血流动力学对比情况($\bar{x}±s$)

组别	例数	血管阻力		血液黏稠度	
		治疗前	治疗后	治疗前	治疗后
对照组	35	1.82±0.61	0.91±0.52	72.58±11.60	68.94±7.65
观察组	35	1.85±0.62	1.63±0.31	72.48±11.56	56.70±2.52

组别	例数	血管阻力		血液黏稠度	
		治疗前	治疗后	治疗前	治疗后
t	—	0.204	7.036	0.036	8.991
P	—	0.839	0.001	0.971	0.001

表 6 - 4　两组患者干预前后血管弹性比较($\bar{x} \pm s$)

组别	例数	血管弹性	
		治疗前	治疗后
对照组	35	1.10 ± 0.68	1.53 ± 0.32
观察组	35	1.13 ± 0.56	1.78 ± 0.35
t	—	0.202	3.119
P	—	0.841	0.003

（2）两组患者治疗前后治疗效果对比情况：两组患者经治疗后，对照组治疗有效率显著低于观察组，两组疗效差异具有统计学意义（$P<0.05$），详见表 6 - 5。

表 6 - 5　两组患者治疗前后治疗效果对比情况（%）

组别	例数	显效	有效	无效	有效率
对照组	35	19(68.89)	7(11.11)	9(20.00)	26(80.00)
观察组	35	28(80.00)	5(15.56)	2(4.44)	33(95.56)
χ^2	—	5.245	0.402	5.285	5.285
P	—	0.022	0.526	0.022	0.022

3. 讨论

冠心病心绞痛是一种较为难治疗的疾病，病情严重时往往会累及其他脏腑。以扶正益气、化痰祛瘀通脉法进行治疗，可使机体症状改善，能取得良好的治疗效果。若长期服用西药，会使患者对药物的耐受力降低，临床效果不佳。因此，在西医的治疗上增加益气活血通痹方，能有效改善冠心病心绞痛血液理化性质、软化血管、扩张冠状动脉、改善心肌缺氧情况。

本次研究结果显示，综合治疗后，患者血流动力学有明显的改善，对照组患者的血管阻力、血液黏稠度均低于观察组，血管弹性高于观察组，差异具有统计学意义($P<0.05$),对照组治疗效果显著低于观察组,差异具有统计学意义($P<0.05$)。患者通过益气活血通痹方治疗后血液流变性得到有效的改善,使患者的心绞痛症状得到了有效的预防,降低了心绞痛的发作次数,患者症状得以改善。

〔顾昳赟,赵国定.赵国定教授益气活血通痹方治疗冠心病心绞痛的疗效及血流动力学改善情况[J].养生保健,2020,(35):69.〕

赵国定活血潜阳方在高血压
治疗中的疗效及对血脂的影响

高血压也称为血压升高,是以体循环收缩压以及舒张压增高为主要特征,是最为常见的慢性疾病,也是导致心脑血管病主要的因素。血压升高也是多种心脑血管疾病产生的重要因素,会影响患者脏器功能,从而在一定程度上影响患者生活质量,病情严重时可威胁患者的生命安全。为了更好地提高血压患者的生活质量,本次研究针对高血压患者实施活血潜阳方进行治疗,现分析报道如下。

1. 资料与方法

(1) 一般资料:选择我院 2019 年 3 月至 2019 年 8 月接受治疗的 90 例高血压患者作为研究对象,对其按照随机分组法分为对照组[共 45 例,男性 26 例,女性 19 例,平均年龄(60.16 ± 5.68)岁,平均病程(8.65 ± 5.56)年]和观察组[共 45 例,男性 25 例,女性 20 例,平均年龄(60.16 ± 5.26)岁,平均病程(8.61 ± 5.60)年]。两组患者一般资料比较无统计学意义($P>0.05$)。所有高血压患者均自愿参加本次研究,我院理论委员会对研究完全知晓并批准。

纳入标准:①符合中医辨证标准:胸痛、烦躁、心悸、多汗、视线模糊等症状;②舒张压高于 90 mmHg,收缩压高于 140 mmHg;③高血脂诊断标准,HDL - C 低于 1.04 mmol/L,TG 高于 1.7 mmol/L,TC 高于 5.72 mmol/L。

排除标准:①临床资料不完善;②配合治疗度低;③心、肝、肾与肺等脏器功能不全;④患有糖尿病或其他重大疾病;⑤有精神疾病、语言障碍或意识障碍。

(2) 方法:对照组患者仅需实施常规西医治疗的方法,观察组在常规西医治疗上实施活血潜阳中药汤剂进行治疗。

常规西医治疗:两组患者均给予钙离子拮抗剂、β 受体阻滞剂、血管紧张素转换酶抑制剂、他汀类及拜阿司匹林等西医常规治疗。

活血潜阳方：由丹参15g、潼蒺藜12g、白蒺藜12g、青葙子9g、泽泻12g、地龙12g组成。水煎分服，每日1剂，每日2次，连续服用8周。

（3）观察指标：①对两组患者治疗前后 HDL－C、TG、TC 指标进行对比。②观察并记录两组患者的疗效：显效：患者舒张压高于以及收缩压指标均达到正常范围。有效：患者舒张压高于以及收缩压指标有且只有一项达到正常范围。无效：患者舒张压高于以及收缩压指标均未达到正常范围。

＊有效率＝（显效例数＋有效例数）/总例数×100％。

（4）统计学方法：使用SPSS 21.0软件进行统计学分析，用 t 和"$\bar{x} \pm s$"表示计量资料，用 χ^2 和%表示计数资料，$P < 0.05$ 表示数据差异有统计学意义。

2. 结果

（1）两组患者治疗前后血脂对比情况：观察组患者治疗后血脂指标水平有明显改善且显著优于对照组，差异具有统计学意义（$P < 0.05$）。详见表6-6。

表6-6　两组患者干预前后血脂对比情况[$\bar{x} \pm s$，mmol/L]

组别	例数	HDL－C		TG		TC	
		治疗前	治疗后	治疗前	治疗后	治疗前	治疗后
对照组	45	0.85±0.13	1.03±0.10	2.58±0.63	1.94±0.65	115.58±4.96	98.25±2.78
观察组	45	0.87±0.32	1.09±0.08	2.48±0.59	1.70±0.52	114.94±5.84	79.65±3.52
t	—	0.388	3.143	0.777	1.934	0.560	27.818
P	—	0.699	0.002	0.439	0.056	0.577	0.001

（2）两组患者治疗效果对比情况：两组患者经治疗后，对照组治疗有效率（80％）显著低于观察组（95.56％），两组疗效差异具有统计学意义（$P < 0.05$）。

3. 讨论

中医学认为，高血压病理机制主要是由肝、肾、心、脾功能失调，引起的体内阴阳、气血失衡所致。活血潜阳方中丹参具有化瘀通络作用，泽泻具有降血脂作用，蒺藜具有降低血压、平肝潜阳以及疏肝解郁等作用，青葙子具有清肝明目作用，地龙具有通经活络、清热祛风作用。活血潜阳方是治疗高血压重要的方法，可有效改善高血压病情。

本次研究结果显示，经过不同的方法治疗后，对照组治疗效果显著低于观察组，差异具有统计学意义（$P < 0.05$），观察组患者的血脂指标水平有明显的改善并且显著优于对照组，差异具有统计学意义（$P < 0.05$）。高血压患者伴有血脂异常情况，并且两者有密切关联，患者通过活血潜阳方治疗后，血脂指标得到有效的改

善,使患者生命质量得到了有效的保障,从而突出了对高血压患者实施中医治疗的有效性,提升了血压控制效果。

〔黄蓓.赵国定教授活血潜阳方在高血压治疗中的疗效及对血脂的影响[J].饮食保健,2020,(31):89-90.〕

第七章
跟师心得

勤求古训，传承发展——侍诊赵国定教授随感

自上海市名中医普陀赵国定传承工作室(以下简称"工作室")于 2018 年春成立以来,笔者有幸作为工作室成员,侍诊于赵师左右,聆听教诲,质疑问难,如坐春风。

赵师医道精湛,治学严谨,学识渊博,深谙理法方药之奥义,悬壶沪上数十载,扶尪赢,起沉疴。赵师医德高尚,虚怀若谷,志在济人,提携晚辈,不遗余力。

赵师满怀热情地支持中医药文化建设,支持政府充分发挥中医药在医改中的优势作用,把传承中医药事业作为文化自信建设的具体行动,殷切希望后学们对中医这一伟大的祖国传统文化宝库的传承有担当,有责任感和使命感。赵师以传承复兴中医文化为己任,不尚虚言,身体力行,嘉惠后学颇多。

赵师勤求古训,重视经典传承。赵师平素精研岐黄,熟读成诵,在工作室教学查房、讲学中,以患者实际情况为立足点,相关疾病源流、历史沿革、治疗策略发展,常常举一反三,旁征博引。经典原文,常常信手拈来,我辈后学,思来惭愧,更激发我们刻苦用功之志。工作室成立伊始,赵师即开出"书单",囊括四大经典,历代名家重要著述,谆谆教诫学员们"学中医,做学问,要熟读经典及历代名著"。赵师把对我们的学习准则,总结为"六字箴言",即"勤,学在于勤,勤学不辍,勤于思考,勤求古训,能者为师;恒,学持以恒,学无止境,坚持不懈;精,对经典著作,医学名家学术理论、诊治经验,做精细阅读,铭记医理,多临床实践,谨慎诊治,知在于行;博,博学多问,博采众方,力求文理医理哲理三通;悟,即达悟,达到临证通变以知常,执常以应变,随证施药,勇于创新;用,边学边用,学以致用,多临床,早临床,学用结合"。

赵师期盼后学精修传统理论知识，勤于临床实践，使中医在治未病方面，发挥核心作用；在重大疾病方面，发挥协同作用；在养生保健方面，发挥康复主导作用，深信中医药在保障人民健康中大有作为，中医人要勇于承担！

赵师与时俱进，除了工作室讲课、教学查房之外，常常带领我们学习领会党和国家相关中医政策，孜孜期盼中医药文化繁荣复兴，后学们侍诊中，也能感受老一辈中医名家的拳拳报国之心。党的十九大报告指出："发展中国特色社会主义文化，就是以马克思主义为指导，坚守中华文化立场，立足当代中国现实，结合当今时代条件，发展面向现代化、面向世界、面向未来的，民族的科学的大众的社会主义文化，推动社会主义精神文明和物质文明协调发展。"当前我国政府高度重视文化自信建设，强调传统文化在提升国家综合实力中的影响和地位，认为"中医药是古代科学的瑰宝，是打开中华文明宝库的钥匙"。赵师认识到，中医文化来源于中华民族五千年文明史所孕育的中华优秀传统文化，吸收了中国古代儒释道传统文化的精髓，形成了中华民族独特的生命观，发展中医药事业，是时代的需求，不仅符合中医工作者的期盼，更符合人民的利益、民族的利益、国家的利益。赵师认为，中医发展有着巨大的潜力和光明的远景，殷切期盼后学们把握好这一"天时地利人和的大好时机"，要增强信心，把中医宝库的精华保护、发展、利用、挖掘、传承好，在复兴中华文化的征程上谱写新的篇章。

赵师医德高尚，淡泊名利，诊间余暇，常常提醒我们要"一切为了病人，为了一切病人，为了病人的一切"。《灵枢·师传》说，"上以治民，下以治身，使百姓无病，上下和亲，德泽下流，子孙无忧，传于后世，无有终时"，赵师不吝秘术，无私教诲，心系中医文化传承，秉承的正是力求为民众除疾苦、为生民立命、为往圣继绝学的赤诚之心。行胜于言，赵师在学术、医德上均足为后学之楷模。

（葛华迅）

跟随赵国定教授学习心得体会

中医药专家的学术经验和技术专长是中医药理论与实践相结合的结晶，是中医药学的宝贵财富。2018 年 3 月本人有幸能加入上海市名中医赵国定教授的工作室，参与学习、传承建设名老中医的学术思想。

在一年多的跟师过程中，工作室所有成员都得到了赵师在中医方面的谆谆教导。赵师熟读各家经典，教导我们要重视中医经典的学习。除了课堂上学习过的四大经典以外,赵师还向我们推荐《神农本草经》《内经知要》《伤害来苏集》《伤寒贯珠集》《医学源流论》《知医必辨》《金匮要略心典》《外感温热论》《温热经纬》《理虚元鉴》《景岳全书》《医学衷中参西录》《脾胃论》《濒湖脉学》等医学经典,丰富我们的中医知识储备。赵师教导我们一定要多背多记,在中医的学习过程中记忆是基础,而且是最重要的,即使现阶段还不能完全理解书中所讲的内容精髓,只要牢记住原文,在临床中遇见相关案例,便能更深刻地体会到书中的旨意。

学习任何一门学科,最宝贵的就是能得到前人的指导和教诲,在坚定自己学习目标的同时,也能加深自己的理解层面,扩展自己的知识领域。世界上大多数伟人都是站在别人的肩膀上成功的,正因为有了前人失败的经验,才能从更多其他的方面着手研究;也是因为有了前人成功的经验,才能让更多的人有信心坚定自己的目标,继而取得更多更好的成功。就是因为有了前人的经验,才能帮助我们更快更好地取得成功,从而在成功的基础上继续向更高更深的层面研究,正是这样,社会才能进步。

我们在学习中医的过程中,往往能感受到理论知识的抽象性,让我们无法真正理解其含义,如果没有扎实的理论功底,在临床实践中也无法充分理解其理论的含义。赵师要求我们必须要打下坚实的理论功底,必须要记忆更多的理论知识,这一切都是为了更好地结合临床,更好地融入临床,在实习中更能充分运用所学的知识。他要求我们做到"勤、恒、精、博、悟、用"六字箴言,这六个字精炼又内涵丰富,让我对中医学习有了更深层次的理解,奠定了未来学习的方向,也让我明白了理论与实践的距离,理论与实际相结合的重要性。

(曹阳)

赵国定教授"益气养阴,顾护脾胃"法治疗冠心病心得

赵国定教授临床工作四十余载,学验俱丰,对冠心病的中医治疗有着独特的理论见解,笔者有幸跟随学习,获益良多。现将一年余来跟师心得总结如下。

跟师抄方过程中,我发现赵师治疗冠心病的方子中补益类药物使用最多,其中又以补气药为主,补血药次之,补阴药再次,补阳药最次。补气药主要选择炙甘草、党参、山药、黄芪、白术,补血药选择白芍药、当归,补阴药选择麦冬、石斛、沙参,补阳药选择补骨脂、淫羊藿、肉苁蓉和桑寄生。同时,还配伍使用了非常多的调护脾胃药物,如山药、白术、白芍、人参等。

冠心病是目前最常见的心血管系统疾病之一,随着生活方式的改变,冠心病的发病率呈逐年上升趋势。大量的流行病学研究表明,冠心病多发于中老年人,且脑力劳动者多于体力劳动者,与知识层次呈正相关,城市高于农村。这些发病人群多有长期精神过度紧张、睡眠不足的病史,耗神、耗气、伤阴,阴津气血亏乏,则易致痰浊血瘀,心经心脉失于滋润濡养,故易发胸痹心痛之证。赵师认为冠心病患者常"气阴两虚,因虚致瘀",故治疗冠心病时主用补益药,根据患者气、血、阴、阳的亏虚,合理使用补气、补血、补阴、补阳药物。老年人发生胸痹心痛,多数由中脏虚衰,脾胃功能弱化,一方面使气血津液生化乏源,中气衰弱则心气亦无力推动血运,导致脉道不畅,脾胃虚弱日久,累及母脏,心阳不足,阳虚则寒邪易乘。另一方面,脾主运化,脾胃损伤则运化迟滞,氤氲生湿,湿浊弥漫,上蒙胸阳致胸阳不展、胸闷、气短乃作,湿浊凝聚为痰,痰浊上犯,阻痹胸阳,闭塞心脉则胸痹疼痛乃生。故在治疗过程中需"调气为先,顾护脾胃"。

《灵枢·脉度》云:"气之不得无行也,如水流,如日月之行不休。"精力充沛、流行不只是气之两大特性,对此赵师指出调气应注重气的运行与生化两方面。气机阻滞,则气无以行血,致血行不畅甚则血瘀内停;气不行津既能滋生痰浊,又能引起血脉瘀滞。赵师善从调节脏腑升降出发,多以疏肝解郁、和胃降逆、宣降肺气等法协调脏腑气机。此外,对痰浊、瘀血等有形实邪阻滞气机者,则多以益气活血之法疏利气血,协调气机。赵师认为,心病患者久病多虚,多有气虚之本,故调气更应强调温阳补气,其中尤以补益、顾护脾胃运化功能为要。《黄帝内经》云"有胃气者生,无胃气者死",脾胃为后天之本,气血生化之源,实则气血生化不断,四体安康,反之气血生化乏源,病损难复,故补益、顾护脾胃之气在疾病治疗大法中的重要性不言而喻。且脾为心之子,母病及子,子病及母,心系疾病大多与脾胃密不可分。再则,心系疾病患者均为久病服药之人,尤其大部分患者自初起便服用西药治疗,心血管相关药物常有胃肠道不良反应,虽无严重的症状,但脾胃之气已受伤虚损;而中药方面,益气养阴、重镇安神定悸中药,或滋腻碍胃,或寒凉伤胃。故赵师在处方用药上时刻不忘顾护脾胃之气,自始至终将"调护脾胃"的原则贯穿于理、法、方、药之中。临床用药多选用山药、白术、白芍、人参或党参、太子参、黄芪、大枣、陈皮、炙甘草等健脾益气之品,每方多加入川楝子行气,补中寓通。据此理论,赵师研制的"冠心灵系列合剂"、复方参桂汤(炙甘草、党参、地黄、桂枝、瓜蒌皮、法半夏、丹参、川芎、三七等)、健脾护心胶囊(党参、白术、茯苓、炙甘草、生地、麦冬、五味子、法半夏、瓜蒌皮、丹参、川芎、三七等)应用于临床,疗效显著。

赵师学术思想深邃,临床经验丰富,以上心得,仅结合我个人感受,择其部分而已,实属以管窥豹。赵师治疗冠心病时将益气养阴大法贯彻始终,时刻不忘顾护脾胃,令我受益匪浅,很好地指导了我临证开方用药。

(顾昳赟)

赵国定教授"培土养心,顾护脾胃"
法治疗心律失常心得

赵国定教授从医数十载,临证无数,经验丰富,对中医心病的治疗最为著名。赵师学术上主张"培土之本,以养心颐",他诊治"心病"但不限于"心",强调"脏从腑治,心胃同治,调畅气机,顾护脾胃"。

他认为,心主血而藏神,脾胃为后天之本,气血生化之源,且有统血之能,两者共同协作,从而使气血生成与运行的生理功能正常运转。而两者在经络上,也是相互联系的。《灵枢·经脉》说:"脾足太阴之脉,起于大指之端,循指内侧白肉际,过核骨后,上内踝前廉,上踹内,循胫骨后,交出厥阴之前,上膝股内前廉,入腹属脾,络胃,上膈,挟咽,连舌本,散舌下。其支者,复从胃,别上膈,注心中。"而"足阳明之正,上至脾,入于腹里,属胃,散之脾,上通于心",并且"胃之大络曰虚里,贯膈络肺,注于心前",所以中医心系疾病的治疗过程中必须重视脾胃的作用。赵师结合临床经验,指出心系疾病患者常常伴随脾胃受损的情况,临床可见胃脘胀满、嗳气、胃纳差、大便溏薄等症状。因心为火,脾为土,五行理论有"子能令母虚"的相互作用关系。若脾胃虚弱,宗气不足,则无以贯心脉而行血,心失所养而病;若脾胃不和,清阳不升,胸阳不振,则阳微阴弦而病;又若脾不健运,津液停滞,化生痰浊,窜扰经脉,而痰阻心脉,又发心病;如果思虑伤脾,心血暗耗,心失所养亦可为病。以上种种,皆说明心病与脾胃密切相关,故赵师认为,治疗心系疾病必须顾护胃气,心胃同治,才能事半功倍。

赵师多年行医生涯,曾对《脾胃论》有深入研读。他颇为推崇李东垣"治病不宜损人脾胃,克伐元气"的学术观点。他认为心系疾病临床复杂多变,常有虚实并见、寒热夹杂、痰瘀互结、气机失常等情况,根据辨证使用扶正补虚、清热温阳、活血化痰、理气疏肝等方法时,一定要注意脾胃调护和药物的阴阳平衡。他主张用药须寒温平和,补而不腻,攻而不峻,寒勿过苦,温勿过燥,应当阴平阳秘,以平和为期。心系疾病多为慢性疾病,迁延绵长。脾胃为后天之本,气血之源,因此治疗中应该充分重视健脾和胃、调畅气血的法则。赵师临证,常常使用党参、太子参、白术、茯苓、甘草等以加强健脾益气,并配合柴胡、八月札、川楝子、佛手、枳壳等以行气调肝。

他指出,脾为柔脏,喜用刚药,临床可以遵循"脾恶湿"之意,选用四君子汤、平胃散等,喜用白术、苍术、肉桂、木香、砂仁等温辛药材。而胃为刚脏而恶燥,因此用药可以选用天花粉、南北沙参、麦冬、天冬、川石斛、生地、玄参等阴润之品。另外,赵师叮嘱,在使用人参、黄芪、白术、山药、熟地、山茱萸等具有补益作用的药物时,要当心其阻碍气机之嫌,可以配合使用调气行血的药物,如川芎、枳实、当归、柴胡、陈皮、砂仁、香附等,寓通于补,以增强疗效,减少副作用。

病案举例

刘某,男,52岁。2019年5月10日初诊。

主诉: 反复心慌心悸1年余。

病史: "心律失常、室性早搏"史5年,时有阵发性心慌心悸,偶有胸闷,动则气短乏力,偶有头晕,长期吸烟,平素时有喉中黏腻,咳痰不爽,四肢不温,冬日尤甚,口干多饮,无尿少肢肿,无自汗盗汗,无腰酸耳鸣,胃纳不佳,食后脘腹痞胀,大便成形,夜寐不佳,多梦易醒。舌暗,苔白腻,脉弦滑。

诊断: 心悸(气阴两虚、痰瘀交阻)。

治法: 益气养阴,祛瘀化痰。

处方: 黄芪30g,苍白术各9g,党参12g,红景天10g,葛根15g,苦参15g,毛冬青12g,茶树根12g,桂枝12g,瓜蒌皮15g,柴胡9g,佛手9g,八月札12g,麦冬12g,天花粉10g,川芎9g,桃仁9g,红花6g,石菖蒲12g,金荞麦12g,合欢皮30g,酸枣仁15g,茯神15g,远志12g,淮小麦15g,丹参15g,地龙12g,赤芍12g,浙贝母12g,川楝子15g,炙甘草15g。14剂。

二诊 (2019年5月24日)

患者上方之后心慌心悸有所减少,夜寐多梦有所改善,四肢渐温。舌质淡暗,苔白,脉弦滑。予原方加用黄连9g、肉桂6g、淫羊藿15g。再进14剂。

三诊 (2019年6月6日)

患者诉目前心慌心悸基本缓解,诸症悉减,故再以守方续进,以全其功。

[按语] 赵师认为心悸一证,其病在心,但是肺、脾、肝、肾功能失调皆可令人心悸。治疗上应体用兼调,权衡阴阳,标本兼顾,攻补兼施。本病属心悸之怔忡范畴,多为本虚标实,虚者为气血阴阳亏虚,心神失养;实则多由痰火扰心,水饮凌心,瘀血阻脉,血脉运行不畅所致。赵师认为,虚证当以养血安神为主;实证如因瘀血所致,当以活血化瘀为法,若兼有痰湿,治疗又当兼顾健脾化痰。本例患者,以黄芪补气,用党参、白术、甘草等健脾益气,补益后天之本;用桃仁、川芎、红花、丹参、赤芍活血祛瘀;用毛冬青、苦参、葛根等清热解毒药于心悸方中,可平抑心火之偏亢,

改善心悸的症状。

（罗家祺）

赵国定教授"益气温阳"法论治心衰心得体会

心力衰竭(简称心衰)是各种心脏疾病发展的终末阶段,以胸闷、气喘、心悸、乏力、下肢水肿为主要临床特征,是临床常见的危重症之一。心衰多属于中医"胸痹""喘证""痰饮""心悸""水肿"等病证范畴。《黄帝内经》便有对心衰的描述,"夫不得卧,卧则喘者,是水气之客也"。《金匮要略·痰饮咳嗽病脉证并治》曰,"夫饮有四,何谓也? 师曰:有痰饮,有悬饮,有溢饮,有支饮……咳逆依息,短气不得卧,其形如肿,谓之支饮";并提出痰饮治疗大法,"病痰饮者,当以温药和之","心下有痰饮,胸胁支满,目眩,苓桂术甘汤主之","夫短气有微饮,当从小便去之,苓桂术甘汤主之;肾气丸亦主之"。

心衰究其病因,多由饮食不节、情志所伤、外感寒湿所致。现代人贪凉、喜食生冷,损伤脾阳,阳气亏虚;喜食肥甘厚味,导致脾气受损,运化失常,痰湿内蕴;忧思劳累、欲望过度,心火旺盛,耗伤心气。赵师在总结历代医家基础上,结合四十余年临床体会,认为心衰的病位在心,与肺、脾、肾、肝关系密切。其基本病机为气血阴阳亏虚,痰瘀阻滞心脉。故在治疗上,赵师重在益气温阳,佐以活血化瘀、化痰利水,化痰利水过程中容易伤阴,常辅以益气养阴,收获良效。

病案举例

丁某,女,74岁。2018年7月27日初诊。

主诉: 反复胸闷、心慌10年,气促伴双下肢浮肿1个月。

现病史: 患者有"冠心病"病史10年,反复出现胸闷、心慌,长期口服单硝酸异山梨酯缓释胶囊、美托洛尔治疗。有"高血压"病史10年,血压最高170/100 mmHg,诊断为"高血压病2级",目前口服替米沙坦80 mg,每日1次口服降压治疗,血压波动在130～140/70～90 mmHg之间。1个月前,患者劳累后出现胸闷、心慌加重,伴有活动后气促、双下肢浮肿,遂来就诊。目前患者胸闷、心慌、气短,活动后加重,伴有头晕、头胀、耳鸣,右半身麻木感,两侧胁肋部胀满,纳可,大便通畅,夜寐尚可。舌淡胖,苔薄白,脉沉细。

诊断: 胸痹(心阳亏虚,心脉瘀阻)。

治法：益气温阳利水,活血化瘀通络。

处方：党参15g,黄芪30g,丹参15g,葛根15g,桂枝12g,桃仁9g,青葙子9g,当归12g,防风12g,牛蒡子9g,炙甘草15g,苦参15g,瓜蒌皮15g,莪术15g,白芷12g,地龙12g,补骨脂15g,泽兰12g,茯苓皮18g,毛冬青15g,红花6g,钩藤9g,细辛6g,僵蚕9g,山茱萸12g,川楝子12g,赤芍12g,茶树根15g,川芎9g,天麻12g,羌活12g,水蛭6g,淫羊藿15g,徐长卿12g,葶苈子15g(包煎)。14剂煎服,每日1剂,早晚分服。

二诊（2019年8月12日）

患者服药2周后,胸闷、心慌减轻,双下肢浮肿消退,头晕头胀缓解。舌淡红,胖大,苔薄白,脉弦细。守前法,去青葙子。14剂。

三诊（2019年8月27日）

胸闷、心慌频率减少,有耳鸣,右半身麻木,下肢无浮肿,纳可,大便通畅,夜寐尚可。舌淡红,苔薄白,脉细。继用二诊方14剂。

[按语] 心衰是本虚标实之证,本虚以气虚、阳虚为主,标实以痰、瘀、水饮为主;心衰初期,以心气虚为主,心气亏虚日久,累及心阳,心阳虚是慢性心力衰竭在气虚基础上的进一步发展,是心衰发病的关键和始动因素,并贯穿整个病理过程中。本案为老年患者,胸闷、气短伴有双下肢浮肿、头晕、耳鸣、半身麻木,舌淡胖,苔薄白。考虑为病情日久,耗气伤阳,阳气亏虚,胸阳不振,上不能荣养清窍,故头晕;中不能振奋心阳,故胸闷、心慌;下不能温化水也,故下肢水肿。治疗上以"益气温阳"为法,辅以养血活血,化瘀通络。主次分明,标本兼治。

(纪翠霞)

赵国定教授"培土之本,以养心颐"法治疗心病心得

赵师擅长治疗心系疾病,施治时极其看重脾胃的调护。他常说,治疗心系疾病首先要"培土之本",才能"以养心颐"。心与脾胃关系密切,在经络、生理病理、病机、临床各方面均有联系。

1. 经络方面

脾胃与心相通,经络使脾胃与心密切联系起来,如《黄帝内经》曰"胃之脉络通于心",李东垣在《医学发明》中说"脾经络于心",《黄帝内经太素》杨上善注曰"足太阴脉注心中,从心中循手少阴脉行也"。现代医学认识到饱食后可引发猝

死,从而提出"胃冠反射"理论,这也为脾胃在经络上与心相通提供了一个有力的佐证。

2. 生理方面

心脏需要营气的滋养,营气入心,经心火的锻炼化赤为血,以供人体需要。而营气是营运于脉中的精气,生于水谷,源于脾胃,出于中焦。李东垣《脾胃论》云"夫饮食入胃,阳气上行,津液与气入于心",《内外伤辨惑论》云"胃气正常,饮食入胃,其荣气上行,以输于心肺",所以说脾胃是营气的生化之源,营气在生理状态下对心脏及其他脏腑起营养作用。

3. 病理和临床方面

赵师分析脾胃功能失调可引起心脾两虚、气虚血少,痰凝瘀阻、阻遏胸阳,脾阳衰微、水饮凌心等证。可见脾胃的功能失常可引起气血虚弱、血瘀、痰浊、水饮等病理状态及病理产物,而这些均可累及心脏,使心脏受病。此外,心、脾母子相连,不仅脾胃病变可以传于心,而且心系疾病又可影响脾胃,若心气内虚,运血无力,则胃失滋养,脾失建运,或心阳衰微,则土湿不化,湿阻中焦。

赵师认为,从病因病机上看冠心病心绞痛与脾胃密切相关,胸痹的寒饮内侵、饮食不当、情志失调、年迈体虚的四大病因均可伤及脾胃。饮食不节,如过食肥甘厚味,或嗜酒成癖,首先损伤脾胃;忧思伤脾、郁怒伤肝、肝气横逆克脾犯胃,均致脾胃损伤;过劳伤脾、过逸伤气、劳逸失度,皆伤脾气。脾病气血生化乏微,不能灌注心脉,血脉凝泣不通;或脾失健运,不能运化水谷精微以营养四肢百骸,五脏六腑,而酿成湿浊,循经上逆于胸中,痹阻胸阳,阻滞心脉,而致胸闷心痛。胃病则不能受纳腐熟水谷,宗气不利,胃之大络阻滞,虚里痹阻,心脉受阻以致心痛发作。在以上基础上,气候失调亦可成为发病的因素。脾之气不足,则无阳以护,营卫不任风气,更易感风寒,寒凝气滞,痹阻胸阳,而成胸痹。

(吴强)

赵国定教授"脏从腑治,心胃同治"法治疗心病心得

赵师认为,脏与腑气化相通、疾病相连,六腑气机郁滞,常可导致心脉不通,出现胸痹。从位置上来看,心居膈上,为君主之官,胃居膈下,为水谷之海,两者仅一膜之隔。心属火,脾胃属土,本身存在着相生相克的关系。火生土,阳明胃土必得心火的温煦才能生化不息,心火必得脾土的滋润才能制而不亢;反之,失去了相互

制约则有子病犯母、母病及子的病理表现。心与胃在功能上具有相关性,心是人体气血之大主,而胃为气血水谷之海,前者是流,后者是源,两者之间密不可分的源流关系,构成了"心胃同病"的生理病理基础。病理表现在,脾脏虚弱,气血亏虚,心失所养;脾胃升降失职,浊气攻心,肠胃燥结,腹气不通,神明失常。脾胃致心主血脉失常之病机,一为脾胃气结,阻塞气机,血流瘀滞;二为寒邪直中脾胃,寒凝气滞,心脉闭阻;三为脾胃虚弱运化无力,郁久成痰,痰阻心脉。《症因脉治》载:"心胃相隔,然胃之大络名虚里,贯膈络肺,注于心窍。若中阳损伤,胃不合降,心胸满闷,呕逆频繁,此浊阴上逆,心脉不安。"

　　赵师认为"心胃同病"与"心胃同治"的关键,在于准确地把握住"同病"与"同治"这两个词。以冠心病为例,中医多为本虚标实证,依照虚为本,实为标,侧重治本的原则,治虚则成为治本的基础,即在一般的情况下,扶正固本是"同治"的基础和治则,调理脾胃是"同治"的共性手段。这是因为脾胃的病理变化是造成机体致虚之根本,脾胃病变既可影响到胃,也可影响到心。因此,不论是由于心的病理变化影响到脾胃功能失职而引起"胃脘痛",还是脾胃的病理变化影响到心的功能失调,都可从治虚入手,以扶正固本为主要治则。对冠心病来说,还当遵循"急则治其标,缓则治其本"的原则,重视局部与整体的因果关系,做到虚实并重,标本兼顾。

(吴强)

赵国定教授"升阳布精,调畅气机"法治疗心病心得

　　赵师认为,脾胃是后天之本,气血生化之源,气机升降的枢纽。脾胃属土,位居中焦,主受纳运化水谷精微,化生气血,以营养五脏。《素问·经脉别论》说:"食气入胃,散精于脏,淫气于筋。食气入胃,浊气归心,淫精于脉。脉气流经,经气归于肺,肺朝百脉,输精于皮毛。毛脉合精,行气于府,府精神明,留于四脏。"气血的化生,来源于脾胃所化生的水谷精气。《灵枢·营卫生会》所说的"人受气于谷,谷入于胃,以传于肺,五脏六腑皆以受气,其清者为营,浊者为卫,营在脉中,卫在脉外,营周不休",反映了营卫来源于脾胃中焦的认识。《灵枢·决气》说:"中焦受气取汁,变化而赤是谓血。"脾胃为气机升降的枢纽,脾脏清阳之气主升,脾气一升,则肝气随之而升发,肾水随之气化,脾气升而水谷精微转于肺脏而敷布周身;胃的浊阴之气主降,胃气降则糟粕得以下行,胃气降则肺气可以随之肃降,心火随之下潜,心肾得以相交。脾胃居于中央以灌四旁,赵师强调脾胃与心脏密切相关,脾胃经络和

心脏直接相连属,经脉上通于心。在此基础上脾胃转输水谷精微,化生气血,升清降浊,与心相联系。脾胃健,则心之气血充盛,心火下交,肾水上升,平和调顺。赵师崇尚脾胃学说,注重脾胃与心脏的关系,辨治疾病,多从脾胃入手。赵师常说:"脾胃一调,则周身气机皆调;脾胃一健,则五脏六腑俱健。这叫作御中州以通四旁。"他通过多年的研究探索认识到辨治心病亦然,心病与脾胃的关系尤其密切,其发生、发展、治疗、转归、预后,都与脾胃的功能状态密切相关。这不仅是因为人体是一个有机的统一整体,五脏六腑相互关联,脾胃与心脏在经络上有密切联系,气血津液的气化过程一脉相承,更主要的是脾胃失调与心病之间的直接因果关系。

赵师在用药的时候很注重对胃气的呵护,因为脾胃为水谷精微之源,气血生化之源。脾胃健运,则气血阴阳俱荣;脾胃衰,化源乏,则机体各部俱衰。得胃则昌,失胃则死。《黄帝内经》将脾胃归属于五行中的"土",并认为土为万物生长的根本。同时,胃为"仓廪之官",不论是饮食养生或药石治病,都要通过胃的受纳腐熟作用,胃气衰败,百药难施。临证治疗,一要健脾益气,二要芳香宣达,三要注重升降相伍,以恢复脾胃气化。

(吴强)

赵国定教授"益气活血,温阳补肾"法治疗难治性早搏心得

早搏是临床最常见的异位心律失常,属于中医心悸,促、结、代脉。病程长、反复发作的难治性早搏颇感棘手。赵师临证,常用益气活血、温阳补肾法为主,佐以养阴祛痰法治疗,疗效尚为满意。基本方:党参、丹参、生黄芪、桂枝、生地、麦冬、赤芍药、红花、淫羊藿、补骨脂、鹿晗草、五味子、炙甘草。方中参、芪、炙草益心气补元阳,桂枝温通心阳,生地、麦冬滋心阴复脉通气,丹参、赤芍药、红花养血活血通脉,五味子补肾养心,补骨脂补相火以通君火,淫羊藿补命门益精气,鹿衔草补肾养血活血。全方体现了益气活血、温阳补肾之大法,合生地为"阴阳并调,阳中求阴,阴中求阳"之意。如阳虚较甚,加附子、熟地;伴心阴虚,加玄参、百合;瘀血明显,加川芎、益母草、鸡血藤;痰浊重者,减生地、麦冬,加瓜蒌、半夏;湿热未清,加川黄连、苦参;心悸剧者,加龙牡、紫石英;失眠者,加柏子仁、酸枣仁、夜交藤;另配灵芝、阿胶、鹿角胶以养精血补元气。

早搏按脉象而论,相当于促、结、代脉。促脉者脉数,一般认为数热迟寒,"阳盛

阴结"则促。临床多以养阴清火等法治之,但不尽然,如房早伴房颤、房速及病态窦房结脉象乍数乍疏。虽然脉促,但其沉细无力,此常伴气短乏力,面㿠肢冷,苔薄白,质淡胖。可辨为心肾气虚,须以益气温阳治之。结脉为阴盛则"结",为阴独盛,阳不能相入之候,"结脉皆因气血凝"。代脉为"经气相结""代则气衰",为"元阳不足,脏气衰微"之证,结代两脉均为"阴损阳亏"之候,且均有气血循行不畅之证,因此须益气温阳,活血通脉法治之。

早搏如日久失治皆可阴损及阳,阴阳互损,最后导致心阳不振,肾阳亦衰,形成心血瘀阻或痰瘀交阻之顽固性早搏。早搏病位在心,其本属肾,所谓"穷必归肾"。心属阳位于上,其性属火,肾属阴位于下,其性属水。心阳必须下降于肾以温肾阳,如心阳虚,则肾水寒、肾阳虚。此外,肾搏为之阳,心阳必须借肾阳之助以维持心阳之职,若命火衰则君火不明,心肾之阳失温煦则气血循行受阻而致气血瘀滞,出现心悸胸闷,气短乏力,面㿠肢冷或面目浮肿,舌淡或暗,质胖或瘀斑,脉结代无力等证候。即使以往心阴虚损,日久也可阴损及阳,致气阴两虚或阴阳两虚。治当"益火之源以消阴翳"。临床常见早搏好发于傍晚或清晨者,此时阴气最盛,阳气最微,用温阳补肾大有成效。

益气温阳补肾,要佐以活血通脉。因"久病多瘀""病久入络,营卫之行涩,经络时疏故不通"。此外,还须注意痰瘀互阻是不容忽视的病机。总之,早搏有多种成因,也有多种治法,但不外乎调理阴阳气血。益气活血、温阳补肾为本病后期之治疗大法。

(吴强)

赵国定教授妙用理气药治疗胸痹心痛的体会

胸痹心痛是由于正气亏虚,饮食、情志、寒邪等所引起的以痰浊、瘀血、气滞、寒凝痹阻心脉,以膻中或左胸部发作性憋闷、疼痛为主要临床表现的一种病证。轻者偶发短暂轻微的胸部沉闷或隐痛,或为发作性膻中或左胸含糊不清的不适感;重者疼痛剧烈,或呈压榨样绞痛。常伴有心悸,气短,呼吸不畅,甚至喘促,惊恐不安,面色苍白,冷汗自出等。多由劳累、饱餐、寒冷及情绪激动而诱发,亦可无明显诱因或安静时发病。胸痹心痛病相当于西医缺血性心脏病心绞痛,胸痹心痛重症即真心痛,相当于西医缺血性心脏病心肌梗死。

赵师认为,气在心系疾病中起着至关重要的作用,故运用理气药治疗胸痹心痛十分关键。古人也早有记载,如《难经·八难》云"气者,人之根本也"。《素问·举痛论》"百病生于气也",是说百病的发生与七情不和有关,与人体气机失调有关。赵师认为心病产生的主要原因是气机失调,且在胸痹心痛中较为多见。而其性为气贵流通,通则无病,一有郁滞,则变生诸证,故赵师一贯重视心系疾病中理气药物的遣方用药。理气意在调整脏腑的气机,气机升降出入运动正常,气血和顺,血脉自能畅通,即"疏其气血,令其调达,而致和平"。因此治法上均需理气之品。理气药多性温气香,善于行散,具有调气、行气、止痛,或顺气降逆,或疏肝解郁,或破气散结,用于气机不畅所致的各种病证。

赵师临证时常常运用的理气药有川楝子、枳壳、佛手、八月札、陈皮、甘松等。

陈皮:性苦、辛,温。归脾、肺经。能行气、消积、化滞,其性较缓,温和不峻,质轻上浮,主理脾肺气滞,擅长理气调中、燥湿化痰。临床多用于脾胃气滞者,常与木香、枳壳、厚朴、半夏、茯苓同用。《本草备要》载其"能燥能宣,有补有泻,可升可降。辛能散,苦能燥能泻,温能补能和。同补药则补,泻药则泻,升药则升,降药则降。为脾肺气分之药。脾为气母,肺为气籥。凡补药涩药,必佐陈皮以利气"。佛手:性辛、苦,温。归肝、脾、胃、肺经。本品辛行苦泄,气味芳香,能醒脾理气,和中导滞,临床治疗脾胃气滞之脘腹胀痛,呕恶食少等,多与木香、香附、砂仁等同用。《本草纲目》载其"煮酒饮,治痰气咳嗽。煎汤,治心下气痛"。赵师运用此二味药治疗中焦失调,胸痹心痛兼有心胃不和。

甘松:性辛、甘,温。归脾、胃经。具有温中散寒、理气止痛、醒脾开胃的功效,芳香异常。《日华子本草》载其"治心腹胀,下气",《本草汇言》言"甘松,醒脾畅胃之药也",《开宝方》载其"主心腹卒痛,散满下气,皆取温香行散之意。其气芳香,入脾胃药中,大有扶脾顺气、开胃消食之功"。赵师治疗胸痹心痛,重视脾胃的调理。现代药理研究发现,甘松有抗心律失常、对抗垂体后叶素引起的急性心肌缺血,减轻T波升高,能减弱心脏收缩力和加快心率,并有一定抗肾上腺和扩末梢血管的作用。故赵师常配伍用于胸痹心痛兼有心律失常、心肌缺血的患者。

枳壳:性苦、辛、酸,温。归脾、胃、大肠经。枳壳能破气消积、化痰除痞,临床用于食积停滞、痰浊阻塞气机、胸脘痞满等证。枳壳作用缓和,行气宽中,消胀除满,适用于胸胁胀痛、痞满不舒等。《珍珠囊》言其"破气,泄肺中不利之气",《医学启源》引《主治秘诀》云其"破心下坚痞,利胸中气,化痰,消食"。赵师治疗胸阳不振,痰阻胸痹,常配伍瓜蒌、薤白等同用。现代药理研究发现,枳壳具有调节胃肠运动、降血脂、抗肿瘤、抗血栓等多种药理作用,临床应用非常广泛。除此之外,枳壳还具有抗焦虑抑郁的作用,故赵师常常用于胸痹心痛兼有肝郁气滞、情绪焦虑抑郁、胸腹满闷的患者。

川楝子：性苦、寒。归肝、胃、小肠、膀胱经。川楝子有行气、止痛、散结的功效，为治疗肝郁气滞所致胸胁疼痛。川楝子味苦性寒，止痛作用较为广泛，除用于疝气痛、睾丸肿痛外，又可用于胸腹胁疼痛。《珍珠囊》载其"主上下部腹痛，心暴痛"，《本草纲目》载其"导小肠膀胱之热，因引心胞相火下行，故心腹痛及疝气为要药"。常与延胡索配伍，用于肝郁气滞或肝郁化火胸腹诸痛；或与金铃子散合用，可治疗肝胃不和之痛。八月札：性苦、平。归肝、胃经。功效为疏肝理气，活血止痛，除烦利尿。治肝胃气痛，胃热食呆，烦渴，亦白痢疾，腰痛，胁痛，疝气，痛经，子宫下坠。现代药理研究表明，八月札具有调节人体免疫功能、抗肿瘤血管生成等抗癌药理作用。八月札还可用治癌性疼痛，古人云"不通则痛"，又云"气为血之帅"，气的运行不畅，久而就会导致血的运行不畅，气滞血瘀就容易产生痛证。八月札治疗乳腺癌引起的疼痛，常与香附、郁金、川芎、延胡索配合使用。赵师常运用此二味药来治疗胸痹心痛兼以胸胁胀满疼痛的患者。

赵师临证遣方用药时，重视药物性味归经，以顾护脾胃为则，根据病因病机将调气、行气、降气、理气、温通相结合，疗效显著，是我辈学习的典范。

（黄蓓）

学习赵国定教授注重调理脾胃应用的体会

脾胃学说是中医理论中的一个重要组成部分，调理脾胃是中医临床常用的一个重要法则，历代医家对此都十分重视。脾胃学说最早起源于秦汉时期，早在《黄帝内经》《难经》和《伤寒论》中就有关于脾胃学说的论述，并初步奠定了脾胃学说的基础。如《素问·经脉别论》"饮入于胃，游溢精气，上输于脾，脾气散精，上归于肺，通调水道，下输膀胱，水精四布，五经并行"，又如《灵枢·营卫生会》"人受气于谷，谷入于胃，以传于肺，五脏六腑皆以受气……""中焦所受气者，泌糟粕，蒸津液，化其精微，上注于肺脉乃化为血，以奉生身，莫贵于此"。东汉张仲景继承《黄帝内经》重视脾胃的基本理论，在治疗疾病时，无论外感、内伤，均时刻顾护胃气，主张扶正祛邪当健脾胃，峻攻之时忌伤脾胃，病后调理宜养脾胃。《伤寒论》的许多方药中都用姜、枣、粳米等，并嘱啜热粥助药，即取意于此，顾护脾胃的思想贯穿于《伤寒论》辨证施治的始终。另，《伤寒论》强调"实脾"的防治功用。"见肝之病，知肝传脾，当先实脾"，论述了脾胃病证的辨证纲要，坚持和胃固本，达邪不遗扶正。重视脾胃在中医养生及预防学中的作用。秦汉以后，脾胃学说依然得到了一定的继承与发展。

但取得突破性进展者,则应推宋金时期的李东垣,其所著《脾胃论》对脾胃的生理、病理及治疗均作了阐述,使脾胃学说理论更加系统充实。在该书中,他指出:"元气之充足,皆由脾胃之气无所伤,而后能滋养元气,若胃气本弱,饮食自倍,则脾胃之气既伤,而元气亦不能充,而诸病之所由生。"这便是"内伤脾胃,百病由生"的著名论点,也是"脾胃为后天之本"的体现。李氏对中医药学的贡献还在于系统地阐明了内伤病的病因病机及其辨证论治方法,制定了"补中益气汤"等治疗脾胃病的千古名方。如他认为内伤病病因是"气火失调",即元气和阴火之间失去了元气充沛、阴火内敛的生理状态,转而呈现为"元气不足,阴火亢盛"的病理特征。临床内伤的发热,乃"阴火"之因,是脾胃虚衰引起的证候,应当"甘温除热""升阳益气"。明清时期,脾胃学说的突破性发展体现在充实了脾胃之阴及分证治疗的内容,代表医家是张景岳、缪希雍和叶天士等医家。近代医家,在前人研究的基础上,对脾胃学说进行了深入的探讨,董建华作为一代名医,对脾胃学说潜心研究,成果颇丰。他提出,通降乃治胃大法;主张胃热学说;疏肝气,调畅脾胃之气机;忌壅补,用药以轻灵流畅见长。邓铁涛创脾胃虚损五脏相关学说。全国名老中医杨春波创立脾胃病湿热理论。刘渡舟对阴虚性肝胃不和的辨证及治疗颇有建树。颜正华将调护脾胃贯穿治疗始终,提出"三不忘一谨慎"。名医孔伯华著述《脾胃论》,尤擅实脾法。名医蒲辅周将保胃气贯穿临床始终。可见,历代医家结合自身的临床实践与前人的经验总结,将脾胃学说逐步形成了一套完整的体系。

赵师临证时,同样非常注重脾胃的调治。他极力推崇东垣学说,并提出"脾胃之治要在平衡"的核心思想。赵师认为,脾胃乃水谷之海,气血生化之源,人体的体质强弱,取决于气血精神之盛衰与脾胃功能是否正常。人体的脏腑组织要发挥它的正常功能活动都必须依赖脾胃,即所谓"五脏六腑皆禀于胃"也。同时,脾与胃本身又相反相成。即脾主化胃主纳;脾为阴土,喜燥恶湿,胃为阳土喜润恶燥。脾宜升,胃宜降,说明两者性质相反,但又同处于一个统一体中(中焦),构成了脾胃生理功能的矛盾运动。这是具有朴素辩证唯物观的,因而能比较正确地指导临床实践。《黄帝内经》说:"脾为之使,胃为之市。"脾与胃以膜相连,而能为胃行其津液,即是说脾胃互为存在的条件,共同构成促进机体消化吸收新陈代谢,生长发育的动力。因此,临证时必须注意脾胃两者的关系,不可偏胜;否则必发生病变。如胃病不能纳谷,则脾虽能运,但因缺乏水谷精微来源,无以上奉心肺,化生气血,脾亦病变。又如,脾病不能化,则胃虽能纳,但因无法独行其津液,必然水谷停滞于胃,胃亦病变。所以脾与胃必须相互协调才能维持机体平衡。

在这样的核心理论指导下,赵师在临床诊治疾病时,往往能取得极佳的疗效。通过跟随赵师学习,笔者总结归纳赵师调治脾胃的几大特点。

1. 调理脾胃重在调整阴阳升降之机

赵师认为,脾与胃同处于一整体中,它们既对立又相互依存,一有偏胜,就会发生病变。因此,调理脾胃的关键在于分辨阴阳升降的动态。详细研究矛盾的主要方面,而施以温润升降之法,使之各得其所。例如张仲景的急下存阴三承气汤,苦降辛通的三泻心汤,其治在胃;张仲景的温阳补虚的理中建中,李东垣的益气升阳的补中益气,其治在脾;后来叶天士总结了前人的经验,认为"太阴湿土,得阳始运,阳明燥土,得阴自安",又补充了甘寒濡润以生津养胃。总之,补泻温凉,治脾治胃,法虽不同,但却是救偏救弊,以调整脏腑阴阳之偏胜,恢复脾胃升降之常度,目的是一致的。

2. 调理脾胃遣方用药要配伍灵活

中医治病强调辨证。辨证的目的是"审证求因",从而在复杂的证象中,认清疾病的主要原因,分清主次以达到治疗疾病的目的。因此,赵师常言,治疗疾病不能拘泥于常规大法一成不变,特别对有些复杂的病,尤须灵活配伍方药,甚至适当佐以性质相反的药物,只要治法有主次,用药有分寸,多能奏效。如甘温升阳治慢性腹泻,苦降辛通治痞渴呕吐,酸甘濡润治疗慢性萎缩性胃炎,在临床上都是行之有效的常法。但遇某些特殊情况,如幽门不通,原是大黄甘草汤的适应证,但若胃有热、脾有寒,阳中有阴,出现恶寒、口不渴、喜热饮,大便正常,使用苦降无济于事,必须与温热药同用。以黄连、大黄配伍姜、附子锁逆药中,才能散痞通结,使清升浊降,达到止呕的目的。又如久病中气不足,神倦脉细,又应配伍参术以和中,中焦和则升降复,而不通则通矣。理中补中对治疗慢性腹泻一般是有效的,如证见痛泻脉弦,甚则呕逆,则须结合痛泻要方以补脾抑肝,对过敏性结肠炎很有效。对慢性腹泻,要配伍升麻、柴胡等,盖因升麻、柴胡能引阳明及少阳之清气上行,清升则水精得以四布,而泻自止。至于慢性腹泻夹脓血便所谓"非特异性溃疡性结肠炎",既有脾阳不振的虚寒一面,又有湿热内蕴的实热一面,以致瘀热湿浊郁蒸肠胃,损伤阴液。该病病情比较复杂,须仿乌梅丸法,集补泻温凉于方之中,或能见效。此方虽是治利的方剂,但仲景说"并主下痢"? 其中干大黄除可清阳明瘀热湿浊之外,并有化瘀止血的作用;至于大黄、附子用量的比例,须按阴阳寒热的偏胜而定。如下痢白多于红,附子之量当重于大黄;反之,若红多于白,则大黄之量应重于附子。总之,对病情须详审细辨,立治法要知常达变。

3. 调理脾胃须注意辨证与辨病的关系

赵师说,用中医的辨证和西医的辨病相结合是中西医结合途径之一,有利于明确诊断、扩大思路和治疗方法,有助于提高临床疗效。例如,慢性胆囊炎和溃疡病的症状大致相似,但由于利用现代诊断方法辨别了两病的不同,可在中医辨证的基

赵国定心脑病证经验撷英

础上,选用方药。前者可加金钱草、姜黄等利胆之药,后者可加乌贼骨、煅瓦楞等制酸之品,效果就会更好。又如,肠结核与过敏性肠炎同样都有慢性泄泻,肠癌与非特异性溃疡性结肠炎均可出现脓血便,说明不同的病可出现相同症状。如能将中医辨证与西医辨病结合起来,自能在一定程度上提高疗效。再者,也有同一种病可以出现不同的证。例如慢性萎缩性胃炎,其胃炎游离酸为零或偏低症状也符合胃阴不足者,可用酸甘濡润之药,如沙参、麦冬、乌梅、白芍、甘草等生津养胃,一般可以收效;大便干燥者,可酌用大黄以复阳明和降之常;如舌苔白腻而黄,便溏,这是胃阴不足,脾弱积湿,须配平胃二陈,刚柔相济,或先治脾燥湿,使湿除苔化,再养阴治胃,否则滋腻之药越用越滞湿碍胃,这是先后缓急的问题;如症见便溏、脉细、神倦、恶寒、喜热饮,又须合用附子理中,振脾阳以蒸化津液,有助于恢复胃阴。以上说明,我们在临床上既要重视辨证,又要注意辨病,两者必须有机结合。

通过跟随赵师临诊学习,笔者将注重脾胃的理论运用到自身的临证中,取得了许多意想不到的疗效。例如,平日找笔者就诊的患者多以诊治呼吸系统疾病居多,咳嗽、哮病、喘证这些疾病,在急性期往往表现为痰热内蕴的症候表现。对于这类患者,过去皆以宣肺清热、止咳化痰为主,而这些药物往往性味苦寒,伤脾败胃。许多病家服药后皆诉,咳嗽虽好,但胃口却倒。笔者曾将此询问赵师,赵师笑言:前人常言,留得一分胃气,便留得一分生机。肺为娇脏,其为华盖。患者起病往往较为急骤,大多医家用药过于急功近利,贪图起效迅速,故苦寒清热、化痰燥湿并用。此对于脾胃损伤较重,往往咳嗽还没好,胃先吃坏了。所以在处方用药时,一定要辨证准确,正所谓"五脏六腑皆令人咳,非独肺也"。同时,用药时不能一味求急求快。虽说"急则治其标,缓则治其本",但也得留一分生机给予胃气。疾病初期时,需要用些相对峻猛的药物,但在恢复期须着重调整脾胃,可加用一些疏肝理气、健脾护胃的药物才能让患者的脾胃得以正常运转。正所谓"培土生金"之道。根据赵师的指导,笔者将培土理气、调节脾胃之法运用到肺系疾病的治疗中,疗效非常显著,患者也很少再抱怨损脾败胃之苦。赵师还将调理脾胃理论运用到其他系统疾病的治疗中,比如冠心病、缓慢性心律失常、中风后遗症等,并提出"培土之本,以养心颐"的学术观点,使得许多心脑血管系统疾病患者尤其是慢性缓解期的患者,得到了较好的诊治。

(吴强)